心電図で見方が変わる
急性冠症候群

監修:**木村一雄**
[横浜市立大学教授]

著:**小菅雅美**
[横浜市立大学客員准教授]

文光堂

監修のことば

　著者の小菅雅美先生は当センターの前身である救命救急センターCCUが開設された直後に研修医として勤務し，そこで循環器疾患の診療のダイナミックさに心を動かされ循環器医として歩み始めました．

　当初は私自身も急性心筋梗塞における再灌流療法の経験はほとんどなく，診療結果に対して反省したり，感動したりする毎日でした．その中で大学病院である以上，研究もと考えていましたが，当時は研究費もほとんどなかったため，前壁梗塞例の心電図所見の経時的推移をまとめてみるように指示しました．数日後に結果を見ました．再灌流療法に成功した前壁梗塞では発症早期に2峰性に陰性T波が出現すること，この点には気づいていましたが，さらに最初の陰性T波の深さがその後の心機能を予測しうることを見出しました．これは予想以上のことであり，これが小菅先生の研究のスタートです．

　それ以降，症例を1例ごとに病歴，心電図，血液生化学所見をできる限り綿密に検討することで現場で生じた疑問を解決するような研究スタイルをとってこられました．急性冠症候群の病態に関する研究のみならずさらに急性肺塞栓症，たこつぼ型心筋症，急性大動脈解離などと急性冠症候群との心電図を用いた鑑別などはまさにこのような形から生まれたものです．

　"たかが心電図，されど心電図"で医療機関であれば備えていないところはない心電図でここまでのことが明らかにされました．この成果は50篇以上の英文論文として報告されています．本書の心電図はすべて自施設で記録されたものであり，まさに臨床経験からまとめ，その機序を考えられたものです．

　急性冠症候群のガイドラインでは症状聴取，バイタルサインチェックに並行して行うことは心電図記録です．研究マインドをもった医師の臨床現場での経験を読者の方に共有していただければ幸いです．

2015年4月

横浜市立大学附属市民総合医療センター

木村一雄

たかが心電図，されど心電図，臨床心電図学の奥は深い

　各種画像診断が飛躍的に進歩した現在においても，心電図は"いつでも，どこでも，その場ですぐに行うことができる"簡便な検査であり循環器診断の基本であることに変わりはありません．しかし医師になり，実際に患者さんを目の前にしていざ心電図を読もうとしても教科書に書いてあるような典型例ばかりではなく診断が容易ではないことを痛感しました．学生時代の心電図の講義は，まず活動電位，イオン電流，Einthovenの三角形……と基礎的解説から始まりますが，自分には難しくて理解できず，試験のためにただ暗記するだけの心電図学でした．そんな心電図の知識では臨床現場で歯が立つわけがありません．しかも私は循環器内科に入局し，すぐに救命救急センターCCU勤務となりました．循環器救急疾患は急性期治療の成否が予後を規定するといっても過言ではなく，迅速かつ的確な診断が求められます．"心電図を読めなければ話にならない"そう思って心電図の書を探しましたが臨床現場で役立つような実践的な本は見つからず心電図を読めないままに日々過ごしていました．そんな時，急性下壁梗塞患者の緊急心臓カテーテル検査に立ち会っている時に"何例も急性下壁梗塞患者の心電図を見てきたけれど症例によって心電図が違う！"と思いました．そして，冠動脈造影所見を見て"下壁梗塞といっても，右冠動脈の灌流域や閉塞部位は症例により異なるのだから心電図も同じにはならないのだ"と気がついたのです．考えてみれば当然のことですが，私にとっては驚きでした．昔と違い今は冠動脈造影検査が普及し心電図所見と冠動脈造影所見の対比が可能です．"自分で心電図を勉強してみよう"と思い，入院した急性心筋梗塞患者1例1例の冠動脈造影所見と心電図を手書きでスケッチし，両者を対比していきました．初めは何もわからず手探りの状態でしたが，症例を積み重ねるにつれ心電図と冠動脈造影所見との関係について自分なりに新しい発見があり，それを学会や論文で発表してきました．今回，それらを1冊の本としてまとめることになりました．本書で述べたのは私が臨床経験から学んだ臨床心電図学であり（内容をよく理解してもらえるよう図やイラストはデフォルメされている部分もあります），心電図の見方・考え方は推測の域を出ず，心電図の専門家からは批判を受け

るかもしれません．けれども"心電図を臨床に活かす"という観点に立てば役立つものだと思います．

　心電図から得られる情報は限りなく測り知れません．心電図を生かすも殺すも読み手次第です．本書が読者の皆さんの心電図に対する意識を変え，今後の診療の援けになることを心より願っております．

　最後に本書に掲載されている心電図を中心とした資料はすべて横浜市立大学附属市民総合医療センター救命救急センターおよび心臓血管センターで記録されたものであり，昼夜を問わず診療に携わる両スタッフのご協力ならびに梅村　敏教授，木村一雄教授のご指導の上に執筆できたと思っており，この場を借りて厚く御礼申し上げます．

　2015年4月

横浜市立大学附属市民総合医療センター
小菅雅美

CONTENTS

第Ⅰ章 総論 ... 1
1. 急性冠症候群の概念と意義 ... 2
2. 心電図の意義 ... 3

第Ⅱ章 ST上昇型急性心筋梗塞 ... 7
1. ST上昇の診断 ... 8
2. 冠動脈の閉塞部位診断―基礎知識― ... 13
3. 急性前壁梗塞 ... 18
4. 急性前壁梗塞との鑑別疾患―たこつぼ型心筋症― ... 29
5. 左主幹部閉塞による急性心筋梗塞 ... 38
6. 急性下壁梗塞 ... 40
7. 急性後壁梗塞 ... 51
8. 急性側壁梗塞 ... 54

第Ⅲ章 非ST上昇型急性冠症候群 ... 61
1. ST低下 ... 62
2. aV_R誘導のST上昇 ... 63
3. 陰性T波 ... 66
4. 陰性U波 ... 82
5. 急性冠症候群との鑑別疾患―急性大動脈解離― ... 83

MEMO
非ST上昇型急性冠症候群のリスク評価 ... 5
心電図の性差 ... 8
心電図診断のコツとポイント ... 12
ST低下には2つのパターンがある ... 17
たこつぼ型心筋症の診断基準 ... 29
QRS幅の延長 ... 38
心電図診断のピットホール ... 57
－aV_R誘導の陰性T波 ... 68

索引 ... 89

第 I 章

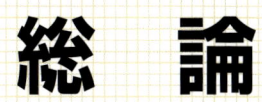

総 論

急性冠症候群の概念と意義

　冠動脈は心臓の表面を取り巻くように走行している血管で，心臓の筋肉(心筋)に血液を供給している．右冠動脈，左前下行枝，左回旋枝の3本の主要冠動脈が各々主に左室下壁，前壁，後壁を灌流する(図1)．

　急性冠症候群 acute coronary syndrome は冠動脈プラーク(粥腫)の破綻とそれに伴う血栓形成により冠動脈の閉塞あるいは高度狭窄をきたし急性心筋虚血を呈する病態で，不安定狭心症・急性心筋梗塞・心臓突然死を包括した疾患概念である．この概念はFusterらにより1992年に提唱された[1]．以前は，不安定狭心症と急性心筋梗塞は各々独立した疾患として取り扱われ，心筋壊死を示すバイオマーカー(心筋マーカー)の一過性上昇や異常Q波の出現を認めれば急性心筋梗塞，認めなければ不安定狭心症と分類されていた．しかし心筋壊死の有無に基づくこの診断法では心筋マーカーを経時的に測定しないと診断が確定できず，その場で診断し治療方針を決定する必要のある救急現場にはそぐわなかった．不安定狭心症，急性心筋梗塞，いずれも冠動脈血栓により急性心筋虚血を呈する同一の病態であることから，これらを急性冠症候群として包括することが提唱されたのである．

　臨床現場での初期診断・治療方針の決定は急性冠症候群という新しい概念の導入により大きく変わることになった．

図1 | 冠動脈

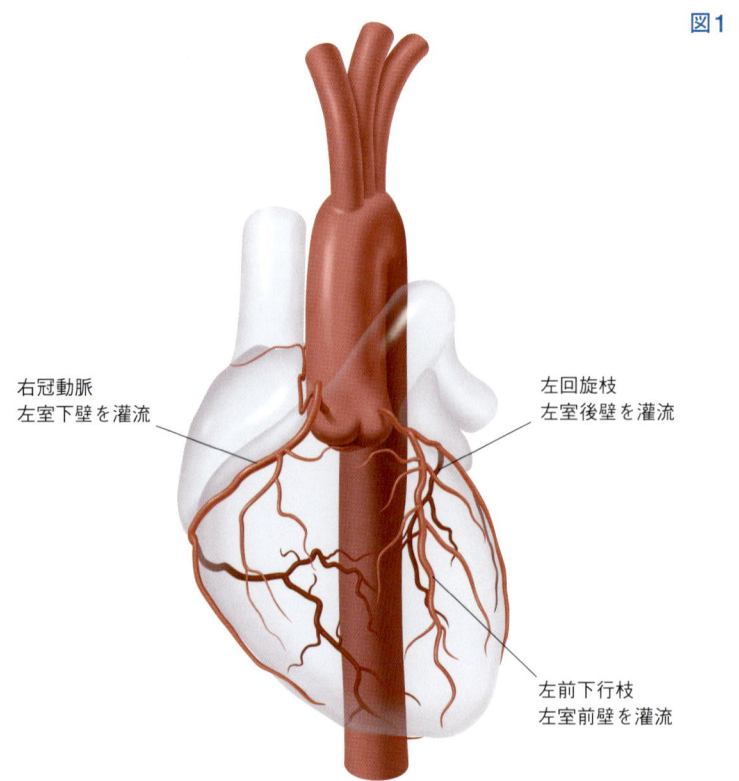

右冠動脈
左室下壁を灌流

左回旋枝
左室後壁を灌流

左前下行枝
左室前壁を灌流

2. 心電図の意義

　Fusterらは，急性冠症候群の分類・治療方針の決定を心電図所見に基づいて行うことを提唱した[1]．診断技術が飛躍的に進歩した現在においても，心電図は簡便かつ非侵襲的で普遍性があり基本となる診断法であることに変わりはなく"どこでもすぐに行える"という最大の利点がある．また心電図は診断のみならず冠動脈さらには心筋の状態を把握するのに非常に有用な検査法である．急性冠症候群の分類・治療方針の決定における中心的な役割を心電図に与えたことで，この概念は臨床現場に広く受け入れられている．日本循環器学会のガイドラインでは，心筋虚血によると思われる症状を訴え急性冠症候群が疑われる患者では，ただちに（10分以内に）12誘導心電図を記録することが推奨されている（クラスⅠ）[2,3]．

　心電図でST上昇の存在は虚血責任血管の完全閉塞を示唆する．このため急性冠症候群はST上昇の有無によりST上昇型急性冠症候群と非ST上昇型急性冠症候群の2つに大別され，各々で治療方針が異なる．このST上昇に基づく急性冠症候群の分類・治療ストラテジーは簡便であり，病態に基づく急性期治療を可能にした（図2）．

a. ST上昇型急性冠症候群

　ST上昇型急性冠症候群の90％以上の症例は，最終的に心筋マーカーの上昇を伴いST上昇型急性心筋梗塞 ST-segment elevation acute myocardial infarction（STEMI）と診断される．しかし中には心筋梗塞に至らず不安定狭心症と最終診断される例もある．

　ST上昇を認める場合には一刻も早い再灌流が必要である．急性期治療法として再灌流療法が梗塞サイズを縮小し予後を改善し確立されたものとなり，本邦ではprimary percutaneous coronary intervention（PCI）を中心に広く行われている．しかし，再灌流療法により救済できる心筋量は時間経過とともに急激に減少する．このため早期診断・早期治療が何より重要である．日本循環器学会のガイドラインでは採血結果を待つことで再灌流療法が遅れることがないよう診断は"症状と心電図を中心に"行うことを推奨している（クラスⅠ）[2]．しかし実際，急性心筋梗塞の心電図診断は必ずしも容易ではなく，特に再灌流療法による心筋救済効果の大きい発症早期ほど難しい．診断精度を向上するために下記の点が推奨される．

1）繰り返し心電図を記録する

　時間経過とともに心電図変化が明らかになる場合がある．初回心電図で診断できない場合でも，症状が持続し急性心筋梗塞が強く疑われる場合は5〜10分ごとに心電図を記録する．

2）以前の心電図と比較する

　以前の心電図が入手できる場合は比較することで心電図変化が明らかになる場合がある．

3）背側部誘導（V_{7-9}誘導）を記録する

　12誘導心電図で診断できない場合でも，症状が持続し急性心筋梗塞が強く疑われる場合は背側部誘導（51頁参照）[4]を記録する．12誘導心電図には左室後壁に面する誘導がなく，後壁梗塞の診断が難しい．急性心筋梗塞患者の約4％は背側部誘導でのみST上昇を呈するとされる．12誘導心電図でST上昇を認めなくても背側部誘導でST上昇を認めれば再灌流療法の適応である．

b. 非ST上昇型急性冠症候群

　非ST上昇型急性冠症候群は幅広い病像スペクトルを有し，個々の症例でリスクが異なる．このため病歴，身体所見，心電図や血液生化学検査から早期に的確なリスク層別（MEMO参照）を行い，リスクに応じた治療方針を決定する必要がある．基本的には薬物による抗血栓療法および抗虚血療法を行ったうえで侵襲的診断・治療である冠動脈造影検査 coronary angiography（CAG）や冠

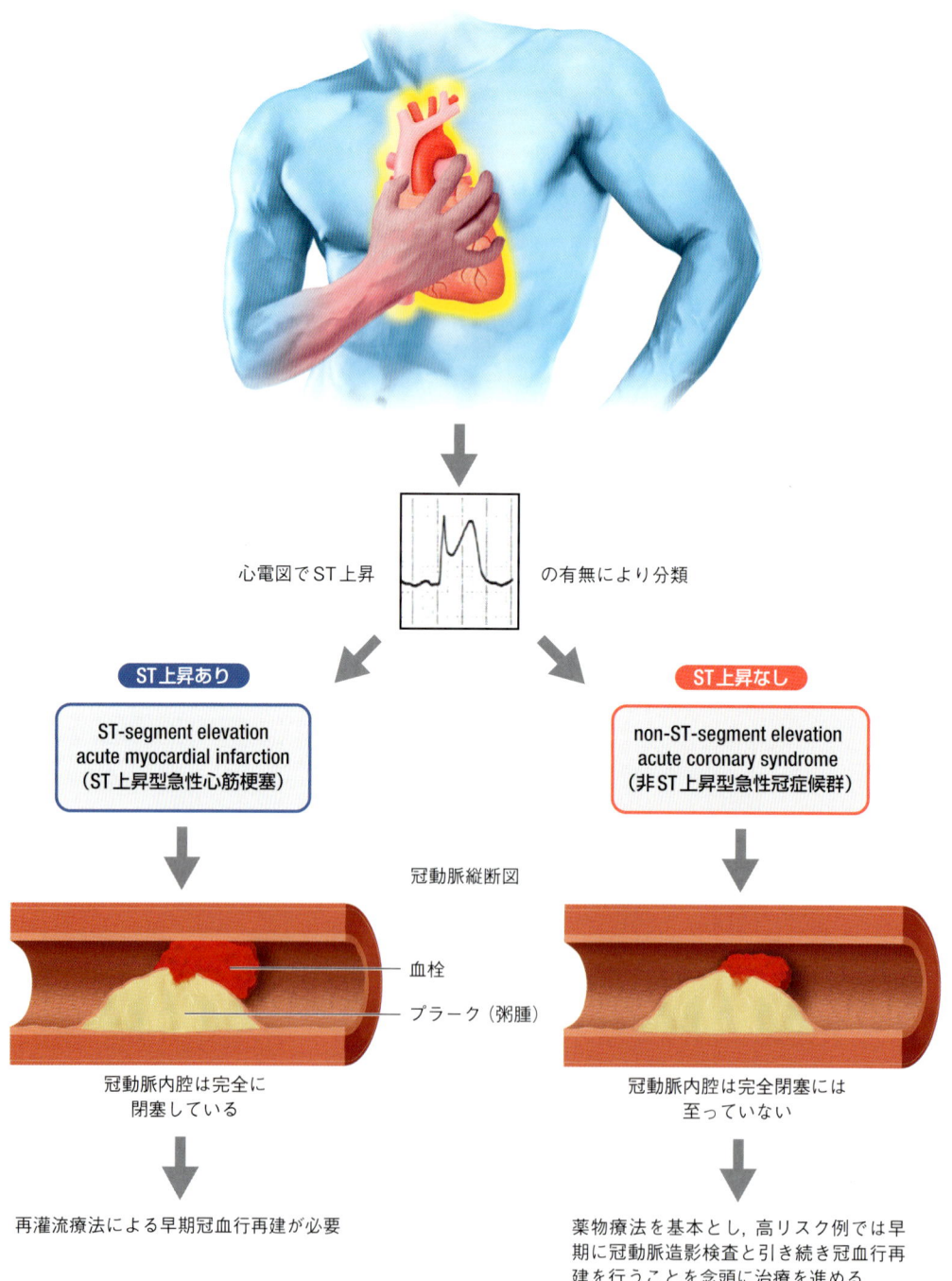

図2 | 急性冠症候群の分類と治療ストラテジー

血行再建術を行うか否かを決定する．治療ストラテジーとしては冠動脈造影および冠血行再建の施行時期により早期侵襲的治療戦略と早期保存的治療戦略（選択的侵襲的治療戦略）の2つがあげられる．早期侵襲的戦略では，禁忌がない場合には早期に冠動脈造影を施行し，適応があれば冠血行再建を行う．一方，早期保存的戦略では，高リスク例や十分な薬物治療下でも虚血発作を繰り返す症例に対して冠動脈造影を施行する．重症度の高い例ほど早期侵襲的治療の有効性が証明されており，治療方針の決定にはリスク層別が重要である．

> **MEMO**
>
> ● **非ST上昇型急性冠症候群のリスク評価**
>
> 急性冠症候群のリスク評価は，簡便かつ迅速に行われる必要がある．このためリスク評価の指標としては，病歴，診察および簡単な検査から得られる次記のようなものがあげられている：年齢，冠危険因子，冠動脈疾患の既往，身体所見，入院時の血行動態，心電図所見，心筋マーカーや他のバイオマーカー（腎機能，C反応性蛋白，脳性ナトリウム利尿ペプチドなど）．これらのリスク因子を単独でなく組み合わせて総合的に評価することでより的確なリスク層別が可能となる．定量的な評価法としてリスクスコアが提唱されており，代表的なものとしてTIMIリスクスコア[5]とGRACEスコア[6]がある．前者は外来ですぐに評価できる簡便な指標であり，後者は算出法が煩雑であるが計算機に必要項目を入力すると自動計算されるようになっていて，より細かいリスク層別が可能である．いずれもスコアが高くなるほど高リスクで予後は不良である．
>
> **1）TIMIリスクスコア**
>
> Thrombolysis In Myocardial Infarction（TIMI）リスクスコアは，① 年齢が65歳以上，② 3つ以上の冠危険因子（冠動脈疾患の家族歴，高血圧，高脂血症，糖尿病，喫煙），③ 既知の50％以上の冠動脈狭窄，④ 心電図で0.5mm（0.05mV）以上のST偏位の存在，⑤ 24時間以内に2回以上の狭心症状の存在，⑥ 7日以内のアスピリンの服用，⑦ 心筋マーカー（CK-MBまたは心筋トロポニン）上昇，の各因子の有無により各々1点ずつ加算し評価する（最低0点，最高7点）．
>
> **2）GRACEスコア**
>
> Global Registry of Acute Coronary Events（GRACE）スコアは，① 年齢，② 心拍数，③ 収縮期血圧，④ 血清クレアチニン，⑤ Killip分類，⑥ 心停止の有無，⑦ 心筋マーカー上昇の有無，⑧ ST偏位の有無，の各因子の数値，有無に重み付けを行ったスコアをつけ合計し評価する（最低0点，最高258点）．

● 文献

1) Fuster, V et al：The pathogenesis of coronary artery disease and the acute coronary syndromes（1）. N Engl J Med 1992；326：242-250
2) 循環器病の診断と治療に関するガイドライン，ST上昇型急性心筋梗塞の診療に関するガイドライン（2013年改訂版）http://www.j-circ.or.jp/guideline/pdf/JCS2013_kimura_h.pdf（2015年3月閲覧）
3) 循環器病の診断と治療に関するガイドライン，非ST上昇型急性冠症候群の診療に関するガイドライン（2012年改訂版）http://www.j-circ.or.jp/guideline/pdf/JCS2012_kimura_h.pdf（2015年3月閲覧）
4) Agarwal JB, et al：Importance of posterior chest leads in patients with suspected myocardial infarcion, but nondiagnostic, routine 12-lead electrocardiogram. Am J Cardiol 1999；83：323-326
5) Sabatine, MS et al：Implications of upstream glycoprotein Ⅱb/Ⅲa inhibition and coronary artery stenting in the invasive management of unstable angina/non-ST-elevation myocardial infarction：A comparison of the Thrombolysis In Myocardial Infarction（TIMI）ⅢB Trial and the Treat angina with Aggrastat and determine Cost of Therapy with Invasive or Conservative Strategy（TACTICS）-TIMI 18 Trial. Circulation 2004；109：874-880
6) Fox, KAA et al：Prediction of risk of death and myocardial infarction in the six months after presentation with acute coronary syndrome：prospective multinational observational study（GRACE）. BMJ 2006；333：1091-1094

第II章

ST上昇型急性心筋梗塞

　急性心筋梗塞では，冠動脈の閉塞後，心電図ではT波の尖鋭・増高，ST上昇を認め，心筋傷害が進行するにつれ，R波は減高し，異常Q波が出現し，そして心筋傷害の軽減とともにT波の陰転化を認める．

　虚血心筋を救済し梗塞サイズの縮小を最大の目的とする再灌流療法の意義を考えると，ST上昇を認める時期の心電図診断は特に重要といえる．またST上昇の存在は急性心筋梗塞の診断だけでなく再灌流療法の適応を決定する重要な所見でもある．

1 ST上昇の診断

1 正常のSTレベル

　異常所見を診断するには，まず正常所見を知る必要がある．STレベルの上昇は，健常人でも正常心電図所見として認めることがある．

　正常のSTレベルは，性別・年齢・誘導により異なる[1]．健常人では，STレベルはV_{2-3}誘導が最も高く，女性よりも男性が高い．また前胸部（V_{1-4}）誘導の正常ST-T波形は男性と女性で異なる．V_{1-4}誘導の少なくとも1つ以上の誘導においてJ点で測定したSTレベルが1.0 mm（0.1 mV）以上でST角度が20°以上の場合をMale pattern，V_{1-4}誘導のSTレベルが1.0 mm未満の場合をFemale patternと定義すると（**図1，2**），両パターンの頻度は年齢や性別により異なるとされている[2]．このような心電図所見の性差には性ホルモンが関与している（テストステロンによりSTレベルが上昇する）という説もある[3]．

a. 男性の場合

　若年層を中心に高率にMale patternを呈し，10～30歳代ではMale patternを呈する例が8～9割を占める．しかし加齢とともにMale patternは減少しFemale patternが高率となり，55歳を超えるとFemale patternのほうが多くなる．

b. 女性の場合

　幼少時から高齢者に至るどの年齢層においてもFemale patternを呈する例が約8割を占め高率である．

2 異常のSTレベル

　上記の正常STレベルを考慮したうえで，異常ST上昇かを診断する．急性心筋梗塞のuniversal definition[4]では異常ST上昇の基準は隣接する2つ以上の誘導で**表1**のように定義している．

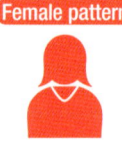

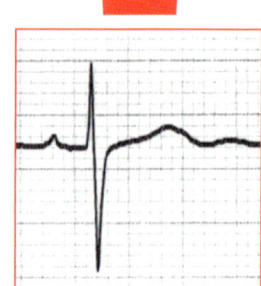
ST上昇度（J点）1 mm未満

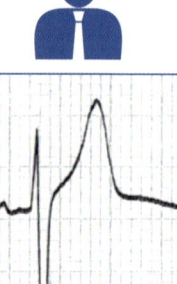
ST上昇度（J点）1 mm以上
ST角度 20°以上

図1 | V_{1-4}誘導の正常心電図

> **MEMO**
> ● 心電図の性差
> 　一般的に女性は男性に比べ，心拍数が速く，QTc間隔が延長し，QRS波高が小さく，前胸部誘導で特に顕著である．また女性はT波の面積が小さく平低なT波を呈することが多い．

表1 | 異常ST上昇の基準

V_{2-3}誘導	男性	40歳以上	2.0 mm以上のST上昇
		40歳未満	2.5 mm以上のST上昇
	女性	年齢を問わず	1.5 mm以上のST上昇
V_{2-3}誘導以外	1.0 mm以上のST上昇		

STレベルはJ点で計測，10 mm = 1.0 mV

1. ST上昇の診断

図2a Male patternの心電図

49歳, 健常男性の心電図. 前胸部誘導ではSTが上昇し, T波が増高している.

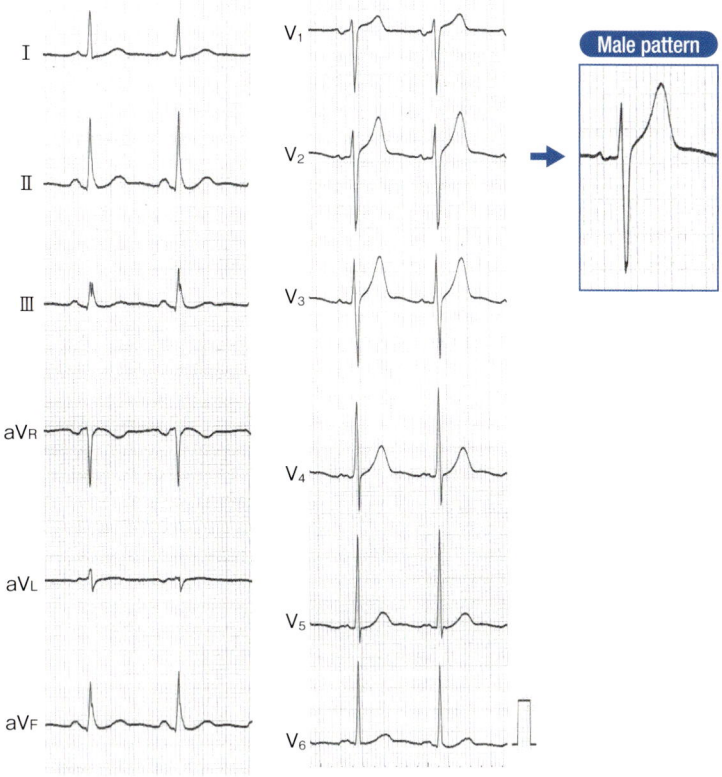

図2b Female patternの心電図

75歳, 健常女性の心電図. 前胸部誘導ではST上昇は認めず, T波高は低い.

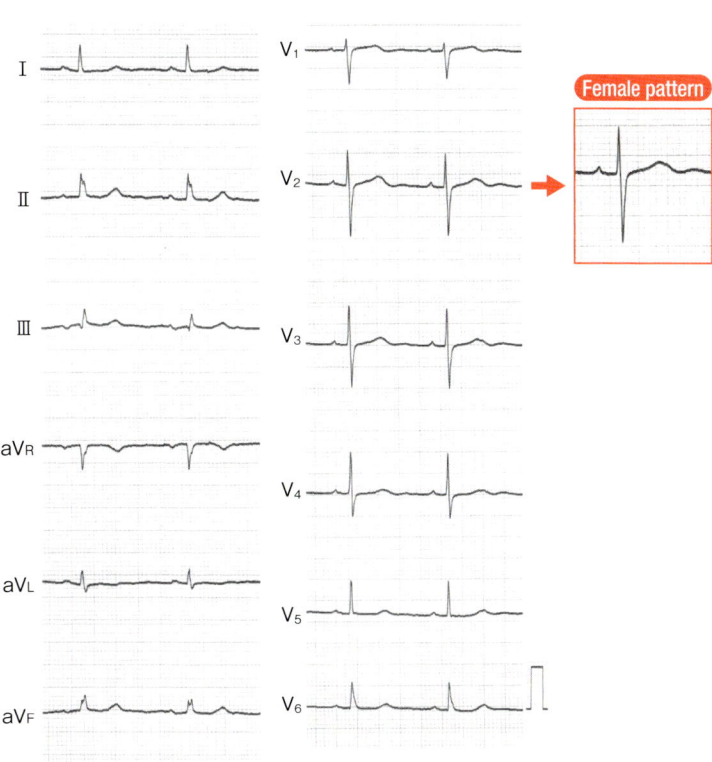

症例に学ぶ心電図診断のポイント

1 Male patternと急性前壁虚血の心電図学的鑑別は難しい

　55歳男性，急性冠症候群患者．胸痛発作時の心電図で異常はないと診断されたが，胸痛消失後に記録された心電図で心電図変化が明らかになった（図3右）．冠動脈造影検査では左前下行枝の高度狭窄を認めた．

解説

ポイント1▶ 1枚の心電図診断には限界がある．

　胸痛発作時の心電図ではV_{2-4}誘導のST上昇，T波増高を認める．しかし，前述のように男性ではMale patternとして前胸部誘導でST上昇・T波増高を認めることは少なくない．実際，この心電図は健常男性のMale patternの心電図（図3左）とよく似ており，両者の鑑別は難しい．以前の心電図と比較したり，時間を空けて心電図を取り直しST-T部分が変化するかを診断することが大切である．

ポイント2▶ 急性虚血時の陰性T波はST上昇発作後の変化と考える．

　胸痛消失後の心電図ではV_{1-3}誘導でT波の陰転化を認める．貫壁性心筋虚血発作時には心電図は，"T波の尖鋭化・増高→ST上昇→（心筋虚血の軽減と共に）ST上昇の軽減・T波の陰転化"と変化する．

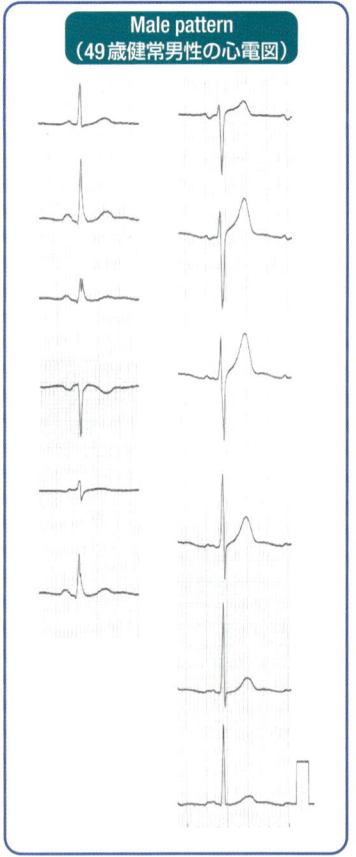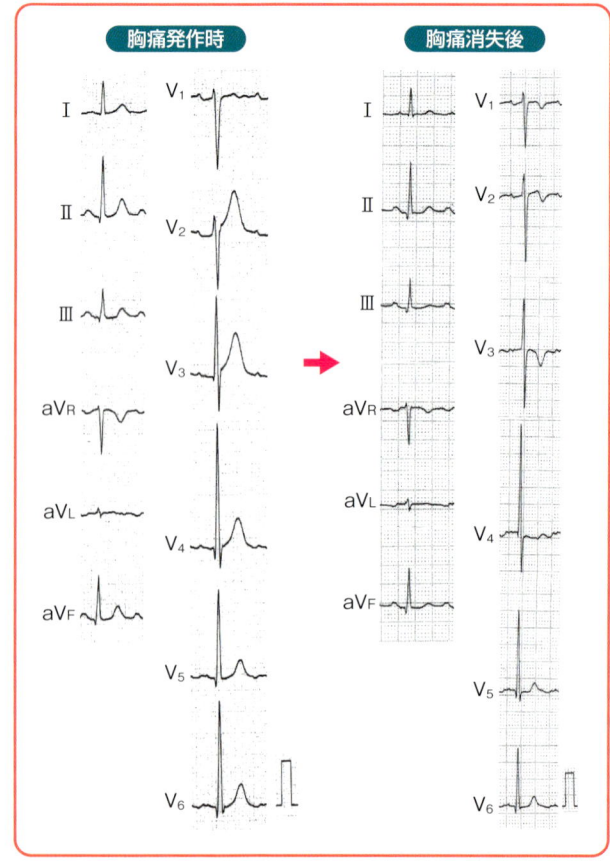

図3 急性前壁虚血とMale patternの心電図

1. ST上昇の診断

2 "Hyperacute T"を見逃さない

28歳男性，急性前壁梗塞患者．胸痛出現後すぐに近医を受診した時の心電図（図4）で異常ないと診断された．

解説

ポイント1▶ T波増高は心筋梗塞超急性期の重要な所見である．

本例ではV_{3-4}誘導を中心に著明なT波の増高"Hyperacute T"を認める．心筋梗塞超急性期にはST上昇に先行し"Hyperacute T"を認めることがある．この時期は心筋マーカーの上昇や典型的な急性心筋梗塞の所見（ST上昇，R波減高，異常Q波）を認めないことも少なくなく診断が難しい．この"Hyperacute T"が診断の重要な鍵となる．

ポイント2▶ 救急患者では心電図自動解析結果を鵜呑みにしてはならない．

本症例では急性前壁梗塞超急性期の所見として，V_{1-6}誘導のST上昇，V_3誘導のR波減高，前胸部誘導のT波増高を認める．しかし，心電図自動解析は「境界域（正常）の心電図，運動負荷は可」と診断している．心電図自動解析プログラムは年々改良され解析精度は向上している．健診などに用いる場合には"正常"と診断された場合は，そのまま判定結果を採用して良いと思われるが，救急外来での診断精度には限界があり注意が必要である．

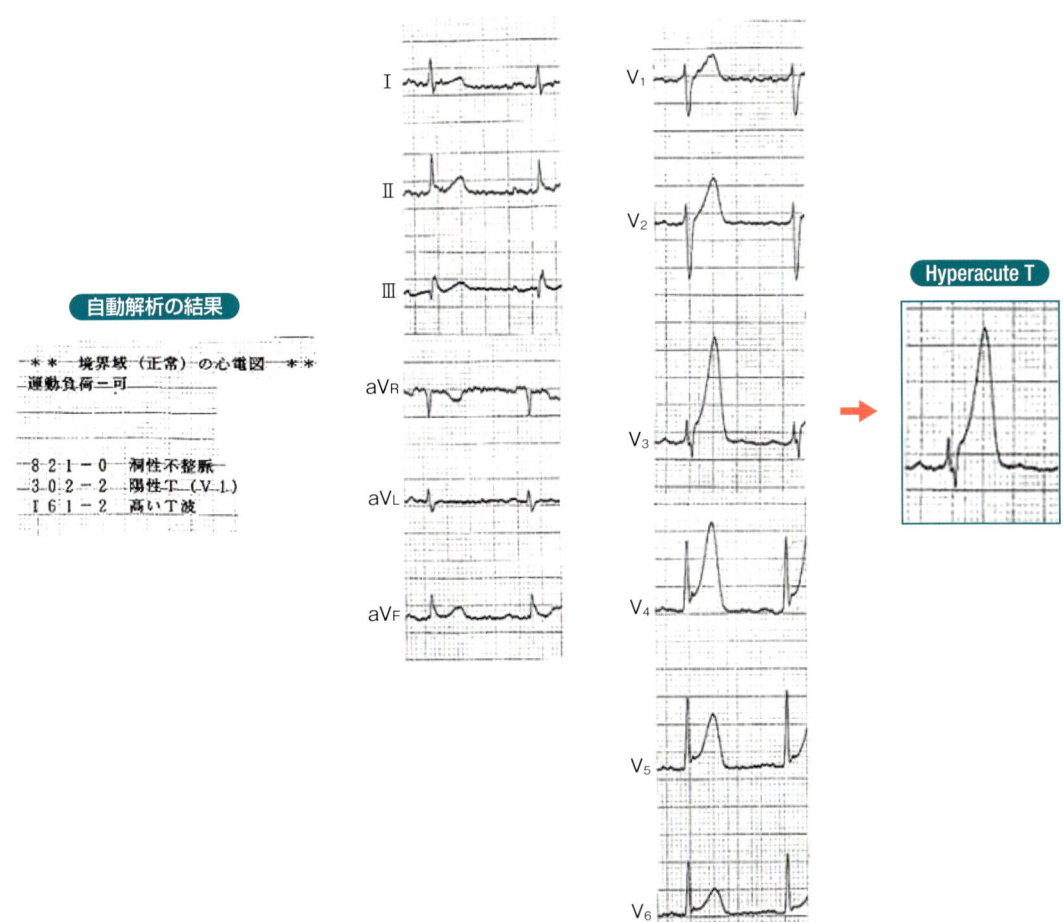

図4 ｜ 受診時心電図

II ST上昇型急性心筋梗塞

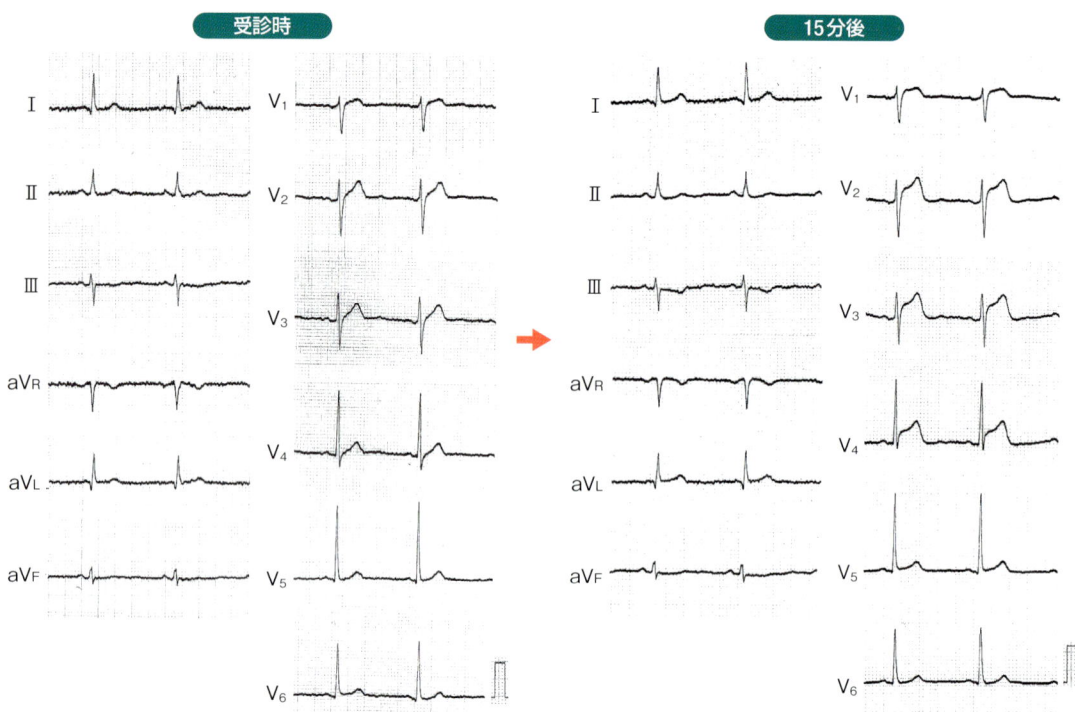

図5 急性前壁虚血の心電図変化

3 心電図を"比べること"が重要

　60歳男性，急性冠症候群患者．胸痛が出現し症状が改善しないため30分後に救急外来を受診した．受診時心電図（図5左）では異常ないと診断されたが，胸痛が改善せず15分後に再度記録された心電図でV_{1-4}誘導のST上昇が明らかとなった（図5右）．緊急冠動脈造影検査が行われ，左前下行枝近位部の99％狭窄を認めた．

解説

ポイント▶ 初回の心電図1枚だけで診断しない．

　結果的に考えると，この症例の受診時心電図では前胸部誘導でSTが上昇し始めていたことになる．しかし，これを診断するのは非常に難しい．けれども15分後の心電図ならば前胸部誘導のST上昇発作と容易に診断できる（Ⅰ，aV_L誘導で軽度ST上昇，Ⅲ，aV_F誘導で対側性変化として軽度ST低下も認める）．このように急性心筋虚血発作時には時間経過とともに心電図は変化することを認識する必要がある．1枚の心電図は"スナップショット"に過ぎないのである．時間をあけて心電図を取り直し比較し，ST部分やT波が変化していないかを診断することが重要である．

MEMO

● **心電図診断のコツとポイント**

　急性心筋虚血発作時に心電図は時々刻々と変化する．また安静時（非発作時）の心電図所見にも個人差があり，心電図診断は必ずしも容易ではない．以前の心電図や時間を空けて取り直した心電図と比較することが診断精度の向上につながる．日本循環器学会のガイドライン[5]では，初回心電図で急性心筋梗塞の診断ができない場合でも，症状が持続し急性心筋梗塞が強く疑われる患者には5～10分ごとに心電図を記録し診断することを推奨している．

2 冠動脈の閉塞部位診断
―基礎知識―

各誘導と心臓の解剖学的部位との対応，対側性変化，さらに冠動脈の走行を併せて考えることで冠動脈の閉塞部位を診断できる．

1 各誘導と心臓の解剖学的部位との対応

貫壁性心筋虚血部位に面した誘導でSTが上昇する．このため，ST上昇を認める誘導から虚血部位・虚血責任血管を推定できる．心電図診断では，各誘導が心臓のどの部位に面しているのかを理解することが重要である．

1）前胸部誘導

前胸部誘導の表示（V_{1-6}誘導）は，右前胸部から左前胸部へと心臓に面する順に連続的に配列している．このため，心臓の解剖学的部位との対応が理解しやすい（図6）．V_{1-4}誘導は左室前壁中隔，V_{5-6}誘導は左室下側壁に面する．

2）肢誘導

通常の"Ⅰ，Ⅱ，Ⅲ，aV_R，aV_L，aV_F誘導"という配列順序は心臓の解剖学的部位と関係がなく理解しにくい．肢誘導を対応する心臓の解剖学的部位に順に並び替えた"Cabrera配列"[6]にすると理解しやすくなる（図7a）．

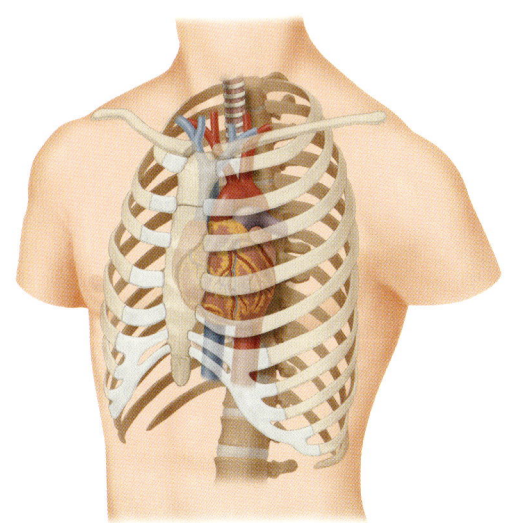 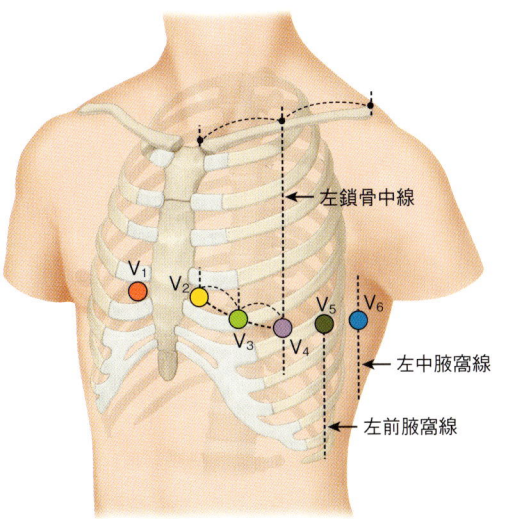

図6 前胸部誘導と心臓の解剖学的部位との対応
前胸部誘導は，右前胸部から左前胸部へと心臓に面する順に連続的に配列し，心臓の解剖学的部位との対応が理解し易い．

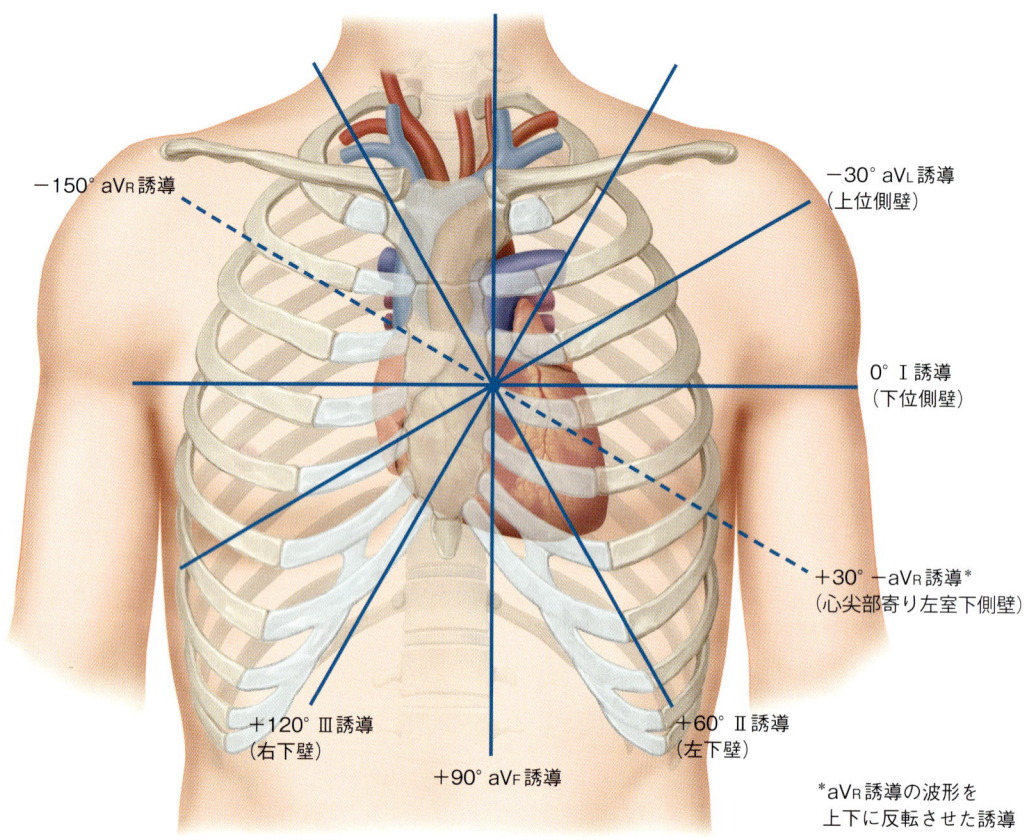

図7a｜Cabrera配列

❷ Cabrera配列

　Cabrera配列は，肢誘導を各誘導が面する心臓の解剖学的部位の順に，左方から右方に向かって"aVL，Ⅰ，−aVR（aVR誘導を上下に反転させた誘導），Ⅱ，aVF，Ⅲ誘導"と並べ替えた配列である．aVL誘導は左室の上位側壁，Ⅰ誘導は下位側壁，Ⅱ誘導は左方寄りの下壁，Ⅲ誘導は右方寄りの下壁に面し（aVF誘導はⅡ誘導とⅢ誘導の中間に位置する），aVR誘導を上下反転させた"−aVR誘導"は心尖部寄りの左室下側壁に面していると考えられる（図7b）．Cabrera配列は日本循環器学会のガイドライン[7]でも推奨されており，肢誘導の各誘導が面する心臓の解剖学的部位との関係を理解するのに役立つ．

　"Ⅱ，Ⅲ，aVF誘導は下壁誘導，Ⅰ，aVL誘導は側壁誘導"という考え方ではなく，各誘導が心臓のどの部位に対応しているかを理解して心電図を読むことが大切であり，心電図の理解を深める
注意点：12の各誘導が対応する心臓の解剖学的部位は明らかではない．図7bはあくまでも筆者が考える肢誘導と心臓の解剖学的部位との関係を示したものである．けれども臨床的には，この図で考えると肢誘導の心電図変化がよく理解できるようになる．

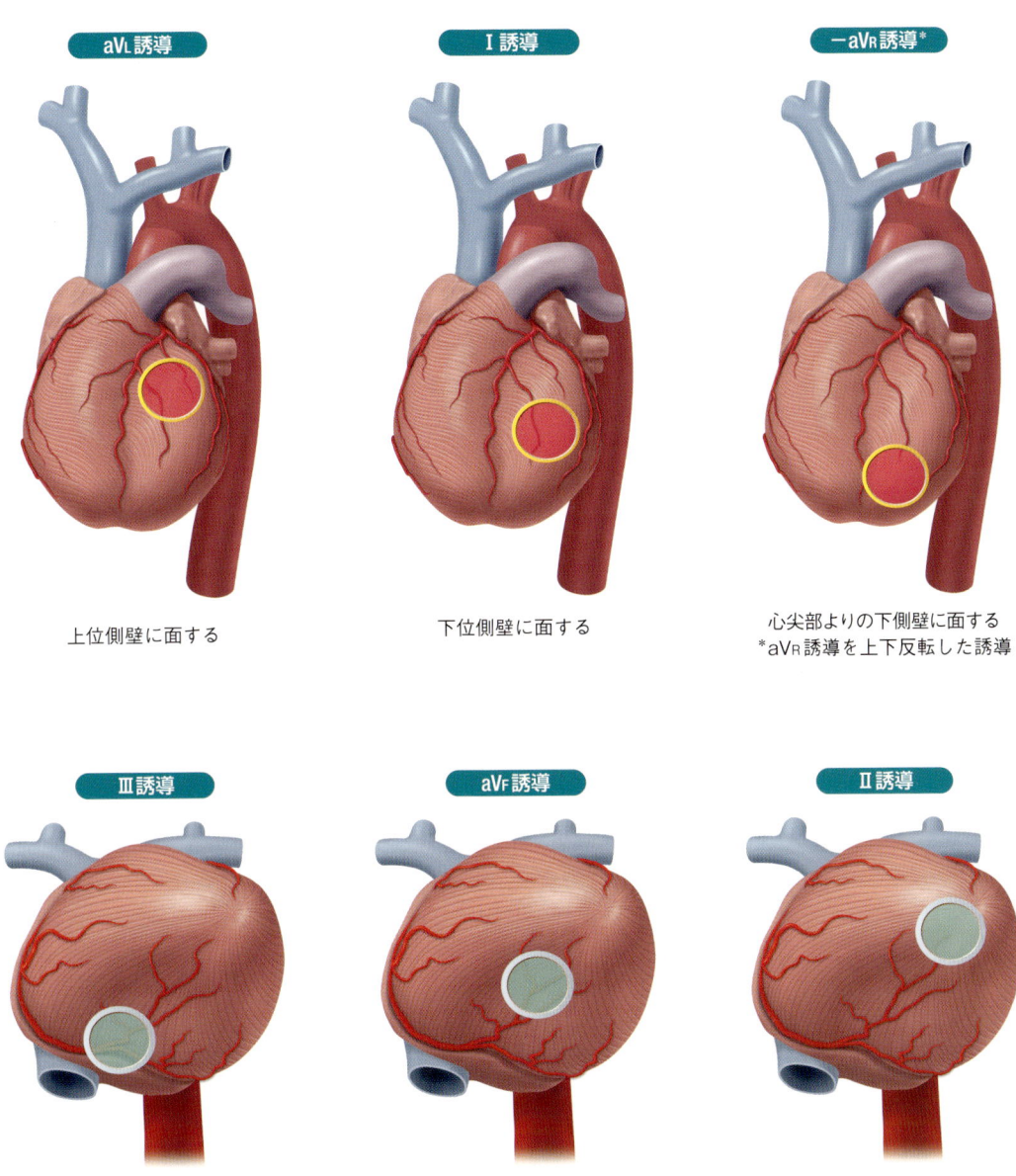

図7b 肢誘導と心臓の解剖学的部位との対応

3 対側性変化 reciprocal change

心筋梗塞急性期の心電図では，ある誘導でSTが上昇すると，その対側に位置する誘導では鏡面像としてSTが低下する（図8，9）．

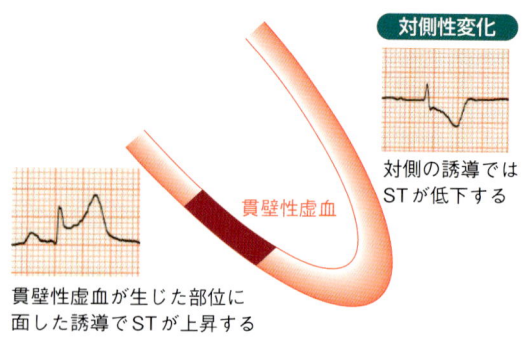

図8 | 対側性変化 reciprocal change

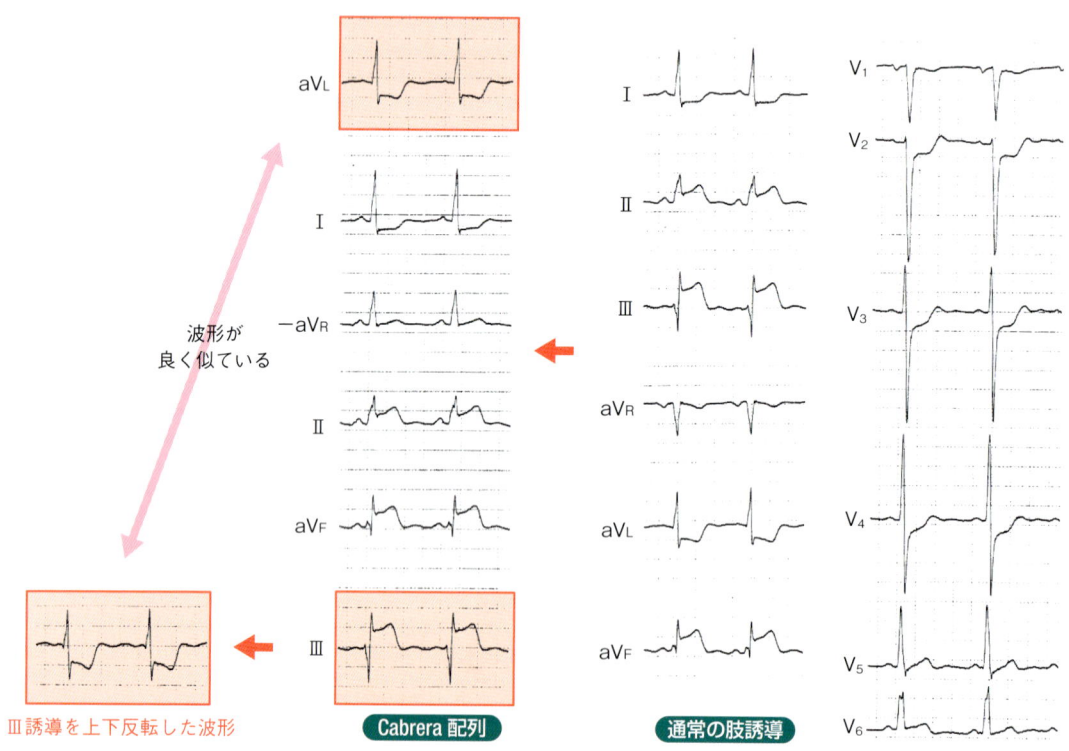

Ⅲ誘導を上下反転した波形はaV_L誘導の波形とよく似る．

図9a | 右冠動脈閉塞による急性下壁梗塞の心電図

肢誘導では，右下壁領域に面するⅢ誘導を中心にSTが上昇し，対側性変化として側壁誘導ではSTが低下するが，これはCabrera配列にすると理解しやすい．
Ⅲ誘導とaV_L誘導は，12の誘導の中で最も対側的な位置関係にあり，Ⅲ誘導の波形を上下反転すると，aV_L誘導の波形とよく似る．

2. 冠動脈の閉塞部位診断―基礎知識―

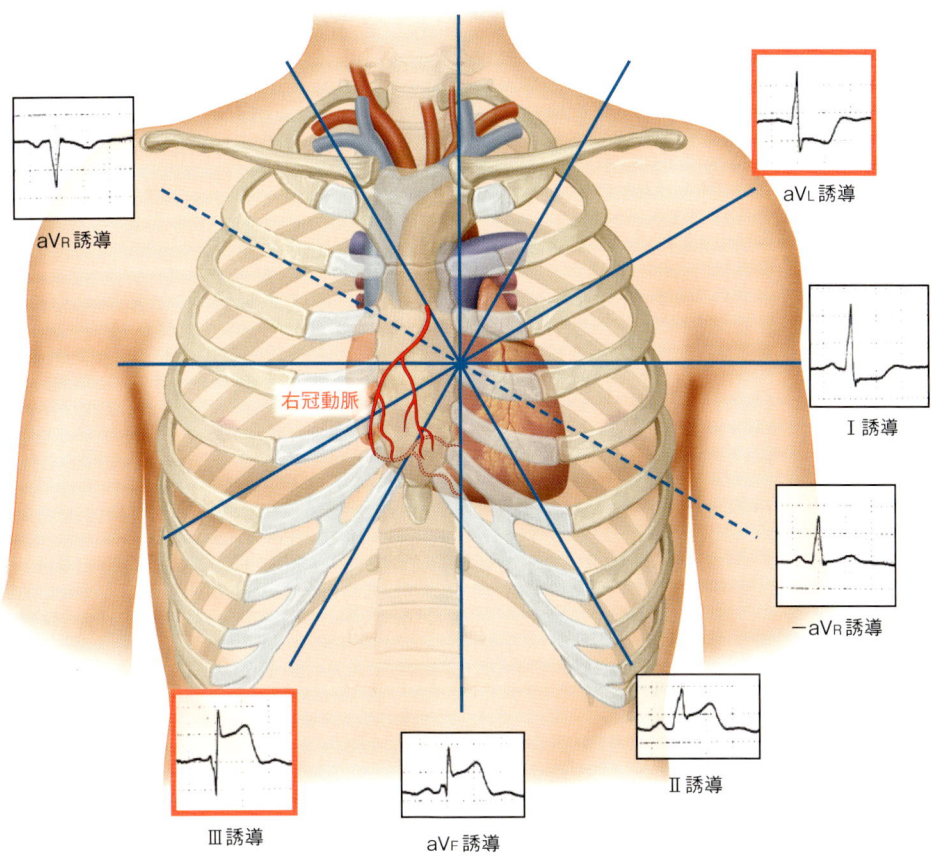

図9b 右冠動脈閉塞による急性下壁梗塞の肢誘導における対側性変化

> **MEMO**
> ● ST低下には2つのパターンがある
>
> ST低下には，貫壁性虚血時の対側性変化（reciprocal change）としてのST低下だけでなく，非貫壁性虚血（心内膜下虚血）を反映するST低下（第Ⅲ章62頁参照）もある．対側性変化としてのST低下は，STが上昇した誘導の対側の誘導でみられるので，どの誘導でも認めうる．一方，非貫壁性虚血（心内膜下虚血）によるST低下は，狭窄を有する冠動脈にかかわらず多くの場合，V_5誘導を中心にV_{4-6}誘導でみられる．

17

3 急性前壁梗塞

急性前壁梗塞では前壁中隔に面する V_{1-4} 誘導（特に V_{2-3} 誘導）を中心にST上昇を認める．

❶ 左前下行枝の近位部閉塞の診断

急性前壁梗塞の中でも，特に左前下行枝の近位部閉塞はリスクエリアが広く重症度が高い．近位部閉塞と遠位部閉塞の閉塞部位は距離的に僅かしか違わないため，前胸部誘導のST上昇で両者を鑑別するのは難しい．両者の最も大きな違いは左室心基部の貫壁性虚血の有無である．この相違は，主に肢誘導の aVR 誘導と下壁誘導のST偏位に反映される[8〜10]．

a. aVR誘導のST上昇

aVR 誘導は，誘導軸が−150°（右肩から心臓を眺める方向）にあり，左室心基部に面する（図10）．左前下行枝の近位部閉塞では左室心基部に貫壁性虚血を生じ，この部位に面する aVR 誘導でSTが上昇する（図11左）．一方，遠位部閉塞では，左室心基部に虚血は生じないので，aVR 誘導のST部分は変化しない（図11右）．

b. 下壁誘導のST低下

左前下行枝の近位部閉塞では，左室心基部に貫壁性虚血を生じこの部位でSTが上昇する．この対側性変化として下壁誘導ではSTが低下する（図11左）．下壁誘導のST低下は近位部閉塞診断に最も有用な指標とされている．

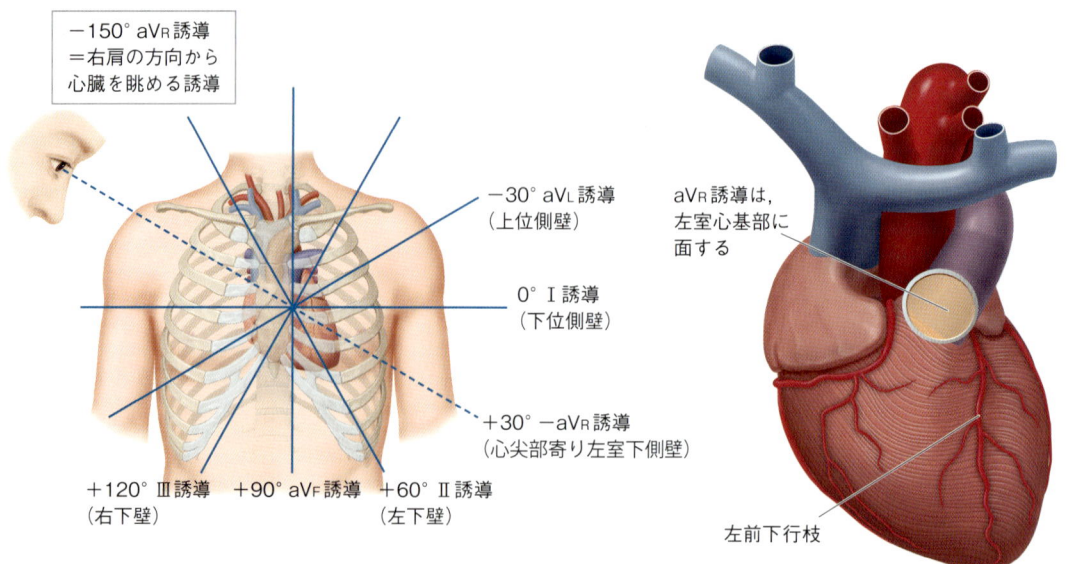

図10 │ aVR誘導と心臓の解剖学的部位との対応
aVR誘導は，右肩から心臓を眺める方向にあり，左室心基部に面する．

3. 急性前壁梗塞

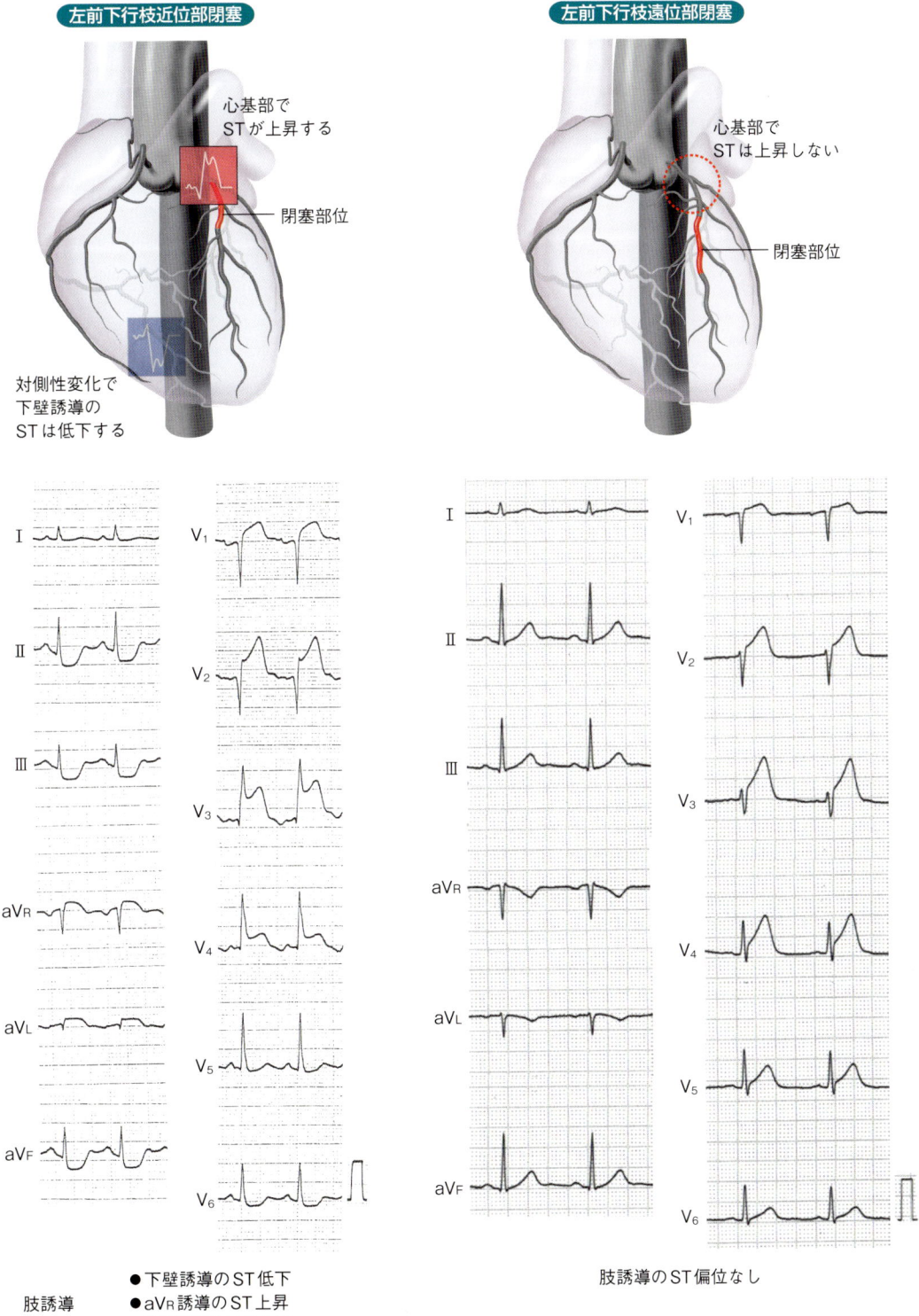

図11 | 左前下行枝の近位部閉塞と遠位部閉塞の心電図の違い
近位部閉塞では肢誘導のST偏位を認めるが,遠位部閉塞では肢誘導のST偏位を認めない.(左図は文献10より引用)

症例に学ぶ心電図診断のポイント

■ 下壁誘導中心のST低下は，重症急性前側壁梗塞あるいは側壁梗塞を疑う

76歳女性．午前3時30分左肩から背中にかけての痛みで覚醒し，冷汗・嘔気・嘔吐も認めた．症状が改善せず1時間後に救急外来を受診した時の心電図が図12aである．緊急冠動脈造影検査（図12b）では，左前下行枝近位部の完全閉塞を認めた．

解説

ポイント1▶ 女性の場合，前胸部誘導のST上昇は軽度でも注意する．

受診時心電図でV_{1-3}誘導の軽度のST上昇を認めるが，実際，この所見で急性前壁梗塞と診断するのは難しい．しかし前述（8頁参照）のように女性の前胸部誘導のST上昇は軽度でも異常所見であり，有意な変化である．

ポイント2▶ ST低下を見たら対側のST上昇を疑う．

ST低下には，ST上昇発作時のST上昇に対する対側性変化としてのST低下と心内膜下虚血発作時のST低下の2つのパターンがあり，後者のST低下はV_{4-6}誘導を中心に認めるのが一般的である（62頁参照）．しかし本症例のST低下はⅡ，Ⅲ，aV_F誘導に限局しており，その形状も通常の虚血性ST低下とは異なる．このような下壁誘導中心のST低下を認めた場合には，心基部寄りの左室前壁領域（左前下行枝の近位部閉塞による）あるいは側壁領域（対角枝や左回旋枝閉塞による）のST上昇発作の対側性変化を疑う必要がある．視覚的にはST上昇よりもST低下のほうが捉えやすく，診断に役立つ．

ポイント3▶ 夜間救急受診の患者を安易に帰してはならない．

この症例の心電図診断は容易ではない．しかし夜間に救急受診していることを重視しなくてはいけない．まずは重篤な疾患を念頭に置き，心電図診断も慎重に行う必要がある．疑うことで心電図の見方も変わる．

ポイント4▶ 急性心筋梗塞の症状の性差を知る．

この症例は，肩と背中の症状で胸部症状はなく，冷汗・嘔気・嘔吐を伴っていた．心筋梗塞発症時には，冷汗，呼吸困難感，吐気・嘔吐などの症状を伴うことが多く，これらの随伴症状は心筋梗塞を疑う重要な所見である．また急性心筋梗塞発症時の随伴症状には性差が存在することが知られている[11]．男性では冷汗，女性では嘔気・嘔吐，呼吸困難感が多いとされる．さらに女性は男性に比べ，胸以外にも顎，頸部，肩，背部，腕の症状を訴えることが多い（このため，肩こりや筋肉痛，消化器症状，時に不定愁訴と診断されることもある）．女性の急性心筋梗塞の症状は非典型的であり，女性患者自身だけでなく，周囲の者，診察医も心筋梗塞を疑わないことが少なくないので注意する．

3. 急性前壁梗塞

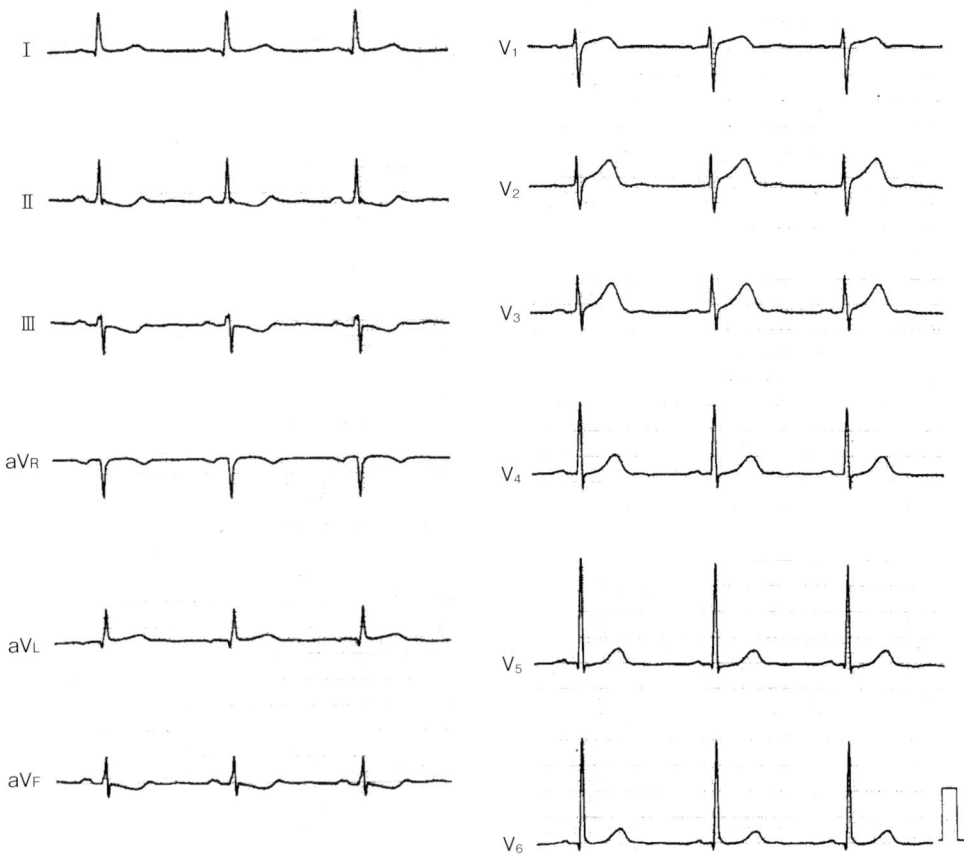

図12a 救急外来受診時の心電図

図12b 緊急冠動脈造影所見

緊急冠動脈造影検査では，左前下行枝近位部の完全閉塞（図中矢頭）を認め，冠インターベンションを行った．

再灌流前　　　　　再灌流後

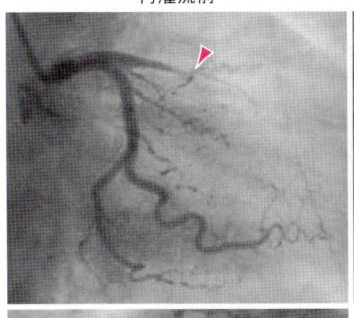
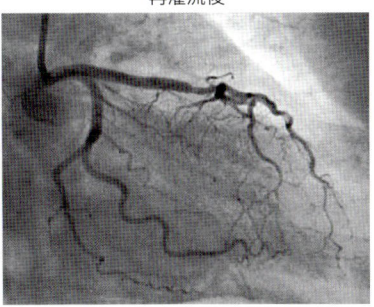

左冠動脈

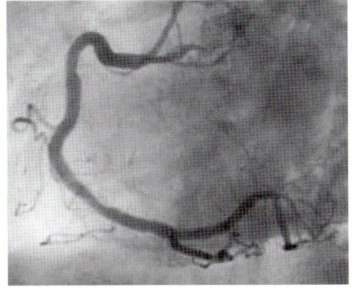

右冠動脈

aVR誘導のST偏位のパラドックス

我々は発症6時間以内に再灌流が得られた急性前側壁梗塞105例で，急性期心電図のaVR誘導のST偏位による臨床像の違いを検討した（対象は前胸部誘導に加えⅠ・aVL誘導のST上昇を認める急性前側壁梗塞で左前下行枝近位部閉塞例が約7割）[10]．aVR誘導でST上昇を認める23例（図13a，b-1），ST偏位を認めない47例（図13a，b-2），ST低下を認める35例（図13a，b-3）の順に梗塞サイズは大きく，退院時の左室機能は不良だった．

左前下行枝近位部閉塞では左室心基部に面するaVR誘導のSTが上昇する．しかし，ST上昇型急性心筋梗塞では常に対側のST偏位を考慮する必要がある．aVR誘導と対側的位置関係にあるのは心尖部寄りの左室下側壁で，−aVR誘導（aVR誘導を上下反転させた誘導）がこの部位に面する．左前下行枝から分枝する対角枝がこの部位まで灌流するリスクエリアの広い例で，左前下行枝の近位部で閉塞するとaVR誘導と−aVR誘導の両誘導で同時にSTが上昇することになる．aVR誘導よりも−aVR誘導のST上昇のほうが高度な場合にaVR誘導のSTは低下する．つまりaVR誘導のSTが低下する例のほうがリスクエリアが広くより重症である．

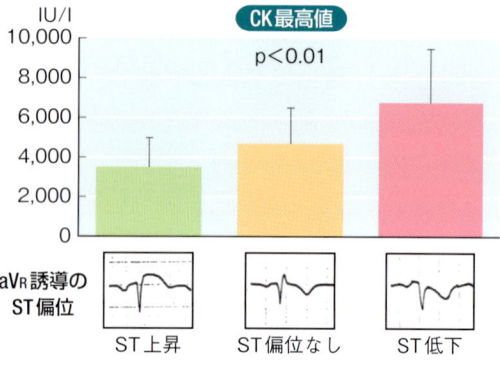

図13a 急性前側壁梗塞のaVR誘導のST偏位と梗塞サイズとの関係

aVR誘導のST上昇例→ST偏位のない例→ST低下例の順に梗塞サイズは大きい．（文献10より引用）

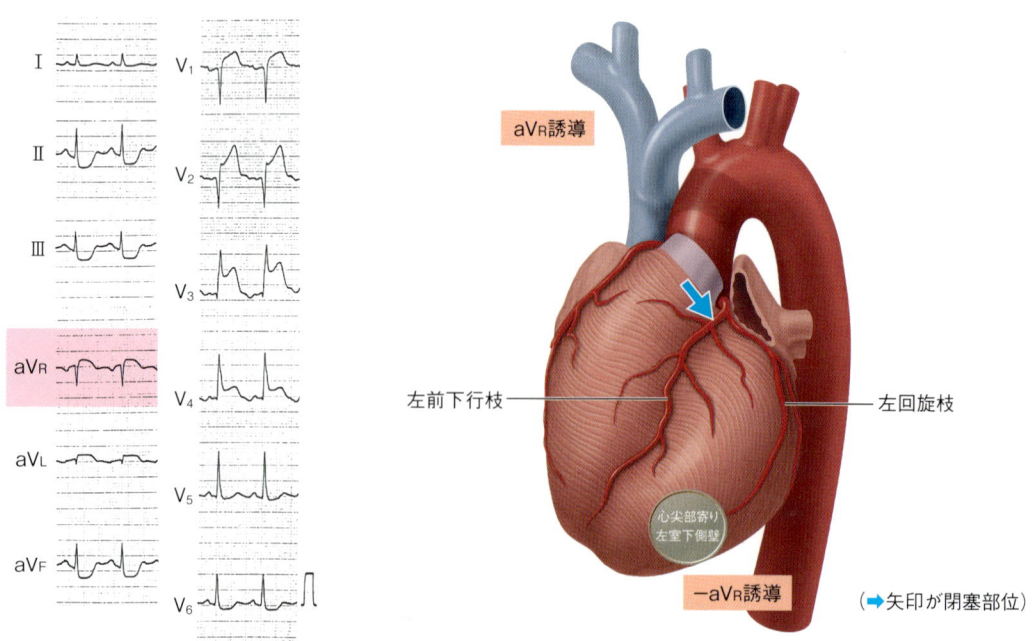

図13b-1 aVR誘導のST偏位−ST上昇−

対角枝の灌流域が左室下側壁までは及ばない左前下行枝の近位部で閉塞した場合，aVR誘導でSTが上昇し，−aVR誘導でSTは上昇しない．aVR誘導と−aVR誘導のST偏位の総和で，結果的にaVR誘導でSTが上昇する．（心電図は文献10より引用）

3. 急性前壁梗塞

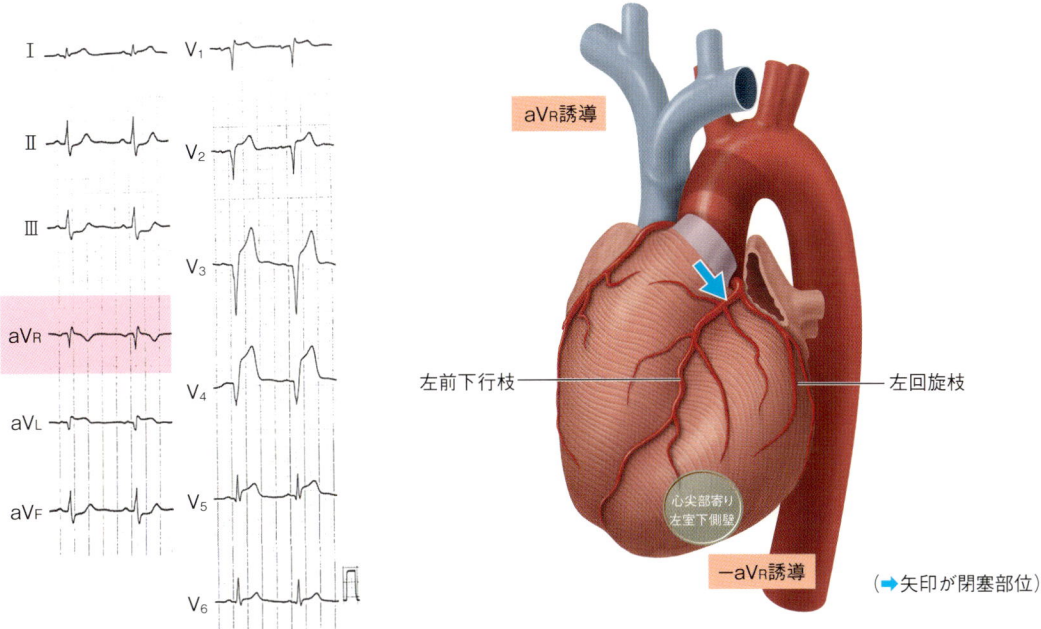

図13b-2 aVR誘導のST偏位－ST偏位なし－
対角枝の灌流域が左室下側壁まで及ぶ左前下行枝の近位部で閉塞した場合，aVR誘導でSTが上昇し，－aVR誘導でもSTが上昇する．aVR誘導と－aVR誘導のST偏位の総和で，結果的にaVR誘導でSTは偏位しない．（心電図は文献10より引用）

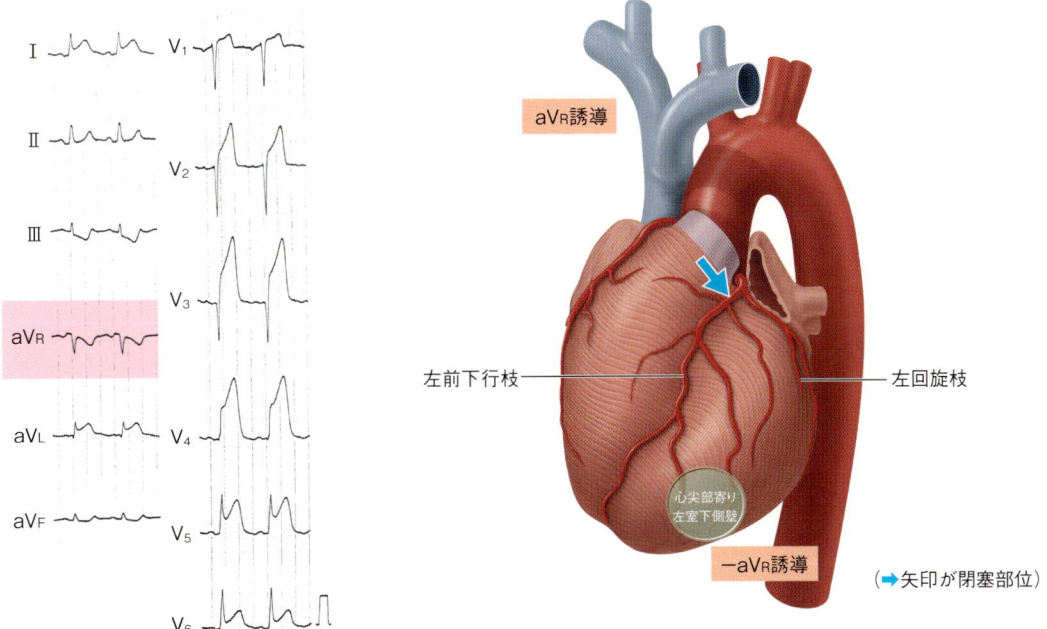

図13b-3 aVR誘導のST偏位－ST低下－
対角枝の灌流域が左室下側壁まで広く及ぶ左前下行枝の近位部で閉塞し心筋傷害が高度な場合，aVR誘導でSTが上昇するが，－aVR誘導では高度にSTが上昇する．aVR誘導と－aVR誘導のST偏位の総和で，結果的にaVR誘導でSTは低下する．（心電図は文献10より引用）

23

c. 新規右脚ブロックの合併

右脚は主に左前下行枝の中隔枝により灌流されている．このため理論上は，左前下行枝の中隔枝より近位の閉塞では右脚ブロックを合併しうることになる．しかし実際に右脚ブロックを合併するのは1割程度にすぎない．刺激伝導系は心筋よりも虚血に強く，右脚ブロックを合併するのは心筋傷害が非常に高度で広範囲に及ぶ例に限られる．

症例に学ぶ心電図診断のポイント

右脚ブロックを合併した急性前壁梗塞の心電図診断は難しい

左前下行枝近位部閉塞の急性前壁梗塞で新たに右脚ブロックを合併した1例（図14）．

解説

新規に右脚ブロックを合併するのは急性前壁梗塞の中でも重症例である．しかし右脚ブロックを合併したことで，それに伴う2次性ST-T変化（ST低下とT波陰転化）により前胸部（V$_{1-4}$）誘導のST上昇がかえって減弱してしまい，急性前壁梗塞の診断自体を難しくする．胸部症状を訴え心電図で右脚ブロックを認める例では，前胸部（V$_{1-4}$）誘導の軽度のST上昇を見逃さないことが大切である．

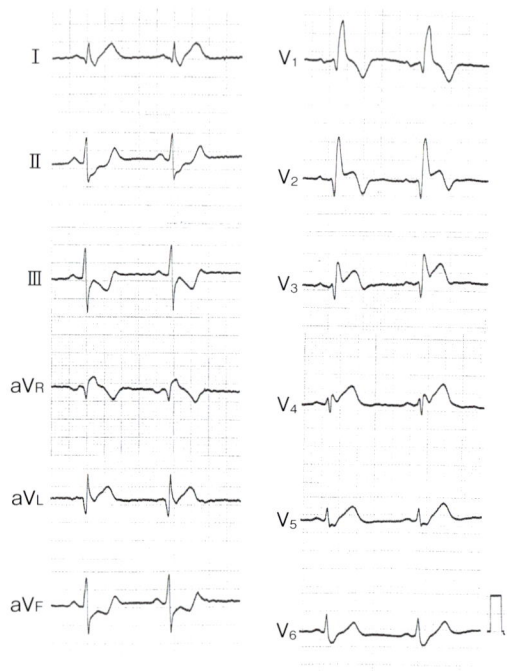

図14 左前下行枝近位部閉塞の急性前壁梗塞で新たに右脚ブロックを合併した1例

d. 診断の際の注意点

上記の左前下行枝近位部閉塞の指標は，いずれも特異度は高いが，感度が低いことに注意する．aV$_R$誘導のST上昇，下壁誘導（Ⅲ誘導）のST低下，右脚ブロック合併の左前下行枝近位部閉塞を診断する感度は各々43％，60％，14％，特異度は各々95％，71％，100％と報告されている[9]．つまり，これらの所見は左前下行枝遠位部閉塞例で認めることは少なく，左前下行枝近位部閉塞に特異的な所見である．しかし，左前下行枝近位部閉塞例の中でこれらの所見を認める頻度は実際には高くない．

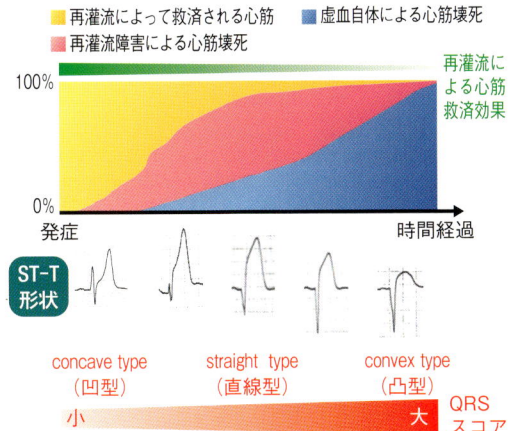

図15 | 心筋虚血・再灌流障害の模式図

心筋壊死が進行するにつれ，ST-T形状は変化し，R波は消失しQ波は幅広く深くなり，QRSスコア（27頁参照）は大きくなる．

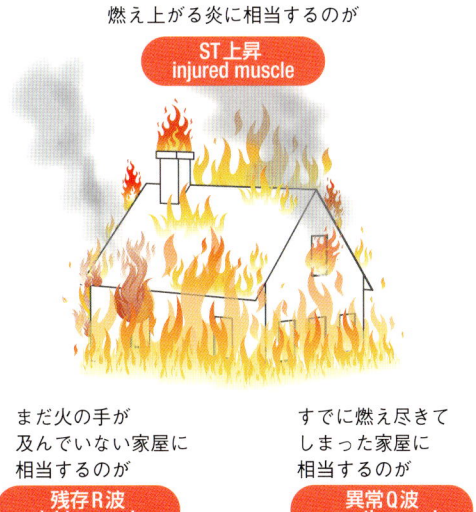

図16 | 急性心筋梗塞を火事に例えるなら…

② ECG timing vs historical timing

　重症度を評価するには，リスクエリアだけでなく，心筋傷害・壊死の程度も考慮する必要がある．通常，心筋傷害・壊死の程度は"historical timing"で判断していることが多い．発症からの経過時間を冠動脈の閉塞時間と考え，これにより心筋傷害・壊死の進行度（梗塞の進展度）を推測している．発症からの経過時間は再灌流療法施行の適応を決定する重要な因子であるが，この評価にはいくつかの問題点もあげられる．

　① 自覚症状に基づく主観的なものである，② 無症候性の例や発症時期の判断が難しい例も少なくない，③ 冠動脈の閉塞時間だけではなく，側副血行路などを介したresidual flow，代謝因子（発症後のdouble product，発症前の薬物治療など），梗塞前狭心症によるischemic preconditioningなどさまざまな因子が心筋壊死の進行に影響する．このため発症からの経過時間だけで梗塞の進展度を正確に推測するのは難しいと思われる．これに対し，心電図にはリアルタイムに心筋傷害・壊死の程度が反映され，客観的に心筋傷害・壊死の程度を診断できる可能性がある（ECG timing）．

　図15は虚血・再灌流障害の模式図である．急性心筋梗塞では，時間経過とともに虚血自体による心筋壊死が進行し，再灌流療法による心筋救済効果は減弱する．心筋傷害の軽度な時期に再灌流が得られると心筋救済効果は大きいが，心筋壊死が進行してから再灌流しても心筋救済効果は期待できない．再灌流療法による心筋救済効果の予測にも心電図は有用である．

③ 心筋傷害度の診断

　家屋で火事が発生したとする．現場では燃え上がる炎につい注目してしまいがちであるが，実際の火事の被害状況は，まだ火の手が及んでいない家屋がどのくらい残っているのか，すでに燃えてしまった家屋の被害はどの程度にまで及んでいるのか？これらのことから総合的に判断される．

　急性心筋梗塞をこの火事に例えるなら，燃え上がる炎に相当するのが"ST上昇"，まだ火の手が及んでいない家屋に相当するのが"残存R波"，すでに燃えてしまった家屋に相当するのが"異常Q波"といえよう（図16）．

　急性心筋梗塞の心電図診断では，とかくST上昇に注目してしまうが，心筋傷害・壊死の程度はST部分だけでなく，R波やQ波も含めて総合的に診断することが重要である．

a. ST-T形状

心筋梗塞急性期のST-T形状は一様ではない．ST-T形状がtombstone（墓石：欧米の墓石は日本と違い先端部分が丸くなっている）様を呈する場合は予後不良とされる．この機序は明らかでないが，tombstone様のST-T形状は高度な心筋傷害を反映している可能性が示唆されている[12]（図17）．

図17 | Tombstone（墓石）
図18のconvex type（凸型）に相当する．

急性前壁梗塞における急性期ST-T形状の臨床的意義

我々は，発症6時間以内に再灌流が得られた初回前壁梗塞77例で，急性期心電図のST-T形状と梗塞サイズおよび退院時左室機能との関係を検討した[13]．V_3誘導のST-T形状により上に凹型のconcave type 24例，直線型のstraight type 41例，上に凸型のconvex type（上記tombstoneに相当）12例の3群に分類すると（図18），concave type→straight type→convex typeの順に梗塞サイズは大きく，退院時左室駆出率は不良だった（図18a）．多変量解析でconcave typeは退院時左室駆出率50％以上の有意な予測因子（odds比6.2，95％信頼区間1.60〜20.8，$p=0.02$）であり，急性期ST-T形状により退院時左室機能を予測できる可能性が示唆された．この機序は明らかでないが，心筋傷害・壊死が進行するにつれST-T形状も変化していくことが推測される（図15）．正常のST-T形状に近いconcave typeを呈している時期はまだ心筋傷害・壊死が軽度であることを示唆し，この時期に再灌流が得られれば左室機能が保持されると推測される．このST-T形状による心筋傷害度の診断は非常に簡便であり，瞬時の判断を迫られる救急現場において活用されたい．

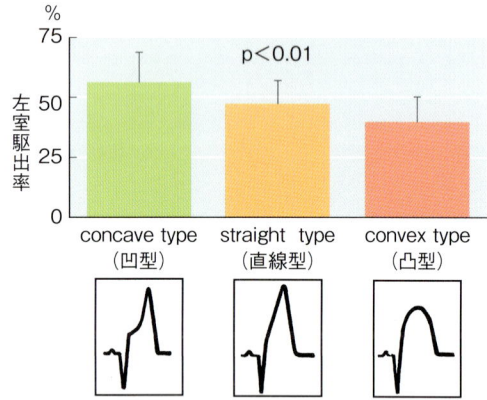

図18a | 急性前壁梗塞の急性期ST-T形状と退院時左室機能との関係（文献13より引用改変）

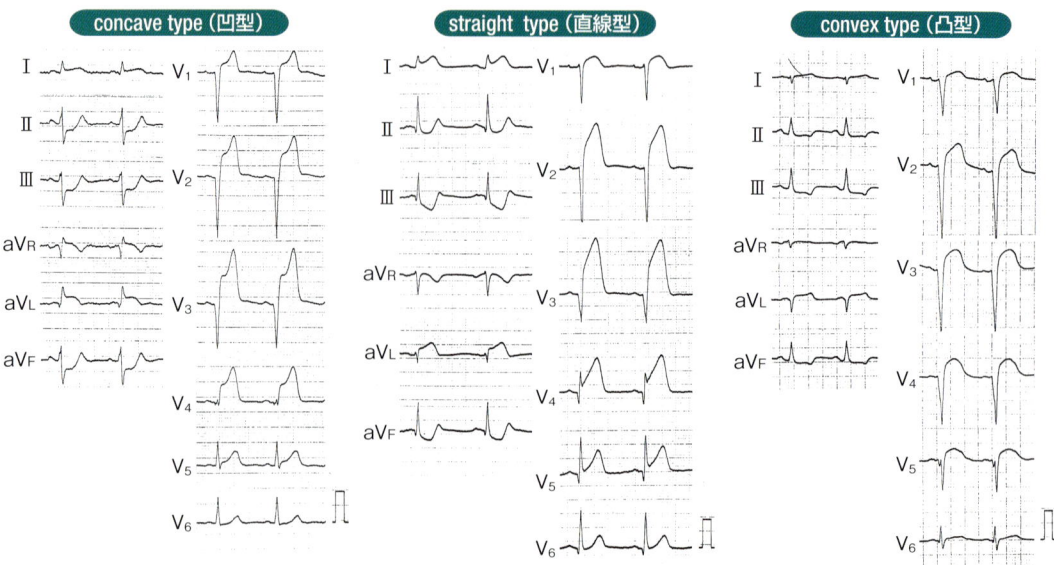

図18b | 急性前壁梗塞の急性期ST-T形状の3つのパターン（文献13より引用）

b. QRSスコア

Q波の出現は心筋壊死の進行を示唆する（図15, 16）．血栓溶解療法施行例，冠動脈インターベンション施行例ともに発症から治療までの時間の遅れよりも入院時心電図のQ波の存在のほうが予後不良を予測する（historical timing よりも ECG timing が優る）ことが示されている[14, 15]．しかしこれらの報告では，半数を超える例でQ波を認めており，Q波の有無だけではリスク層別の指標として不十分といえる．

心筋傷害・壊死が進行するにつれ，R波は消失し，Q波は幅広く深くなる（図15）．この概念に基づき，R波減高，Q波の深さ・幅の増大を心筋傷害進行の指標として考案されたのがQRSスコアであり，心筋壊死の定量的な指標である[16]．表2に示すように各誘導ごとにQ波・R波・S波によるポイントを測定・合計し，QRSスコアを算出する．QRSスコアが高いほど心筋傷害・壊死が高度であることを示す（図19）．

表2 | QRSスコアのつけ方

誘導	各誘導の最大ポイント	基準
I	2ポイント	Q≧30msecは1ポイント
		R/Q≦1は1ポイント
		R≦0.2mVは1ポイント
II	2ポイント	Q≧40msecは2ポイント
		Q≧30msecは1ポイント
aV_L	2ポイント	Q≧30msecは1ポイント
		R/Q≦1は1ポイント
aV_F	5ポイント	Q≧50msecは3ポイント
		Q≧40msecは2ポイント
		Q≧30msecは1ポイント
		R/Q≦1.0は2ポイント
		R/Q≦2.0は1ポイント
V_1	前壁梗塞 2ポイント	any Qは1ポイント
		QまたはS≧1.8mVは1ポイント
	後壁梗塞 4ポイント	R/S≧1は1ポイント
		QおよびS≦0.3mVは1ポイント
		R≧50msecは2ポイント
		R≧1.0mVは2ポイント
		R≧40msecは1ポイント
		R≧0.6mVは1ポイント
V_2	前壁梗塞 1ポイント	any Qは1ポイント
		R≦10msecは1ポイント
		R≦0.1mVは1ポイント
		R≦R V1mVは1ポイント
	後壁梗塞 4ポイント	R/S≧1.5は1ポイント
		QおよびS≦0.4mVは1ポイント
		R≧60msecは2ポイント
		R≧50msecは1ポイント
		R≧2.0mVは2ポイント
		R≧1.5mVは1ポイント

誘導	各誘導の最大ポイント	基準
V_3	1ポイント	any Qは1ポイント
		R≦20msecは1ポイント
		R≦0.2mVは1ポイント
V_4	3ポイント	Q≧20msecは1ポイント
		R/S≦0.5は2ポイント
		R/S≦1.0は1ポイント
		R/Q≦0.5は2ポイント
		R/Q≦1.0は1ポイント
		R≦0.7mVは1ポイント
		notched Rは1ポイント
V_5	3ポイント	Q≧30msecは1ポイント
		R/S≦1.0は2ポイント
		R/S≦2.0は1ポイント
		R/Q≦1.0は2ポイント
		R/Q≦2.0は1ポイント
		R≦0.7mVは1ポイント
		notched Rは1ポイント
V_6	3ポイント	Q≧30msecは1ポイント
		R/S≦1.0は2ポイント
		R/S≦3.0は1ポイント
		R/Q≦1.0は2ポイント
		R/Q≦3.0は1ポイント
		R≦0.6mVは1ポイント
		notched Rは1ポイント

赤色内の基準を複数満たす場合は最も高いポイントをつける．

急性前壁梗塞における急性期QRSスコアの臨床的意義

我々は発症6時間以内の初回急性前壁梗塞で再灌流療法を施行した416例で，入院時心電図のQRSスコアと梗塞サイズとの関係を検討した[17]．対象をQRSスコアで4分位し，最下位のQRSスコア0/1の102例，第2・3分位のQRSスコア2〜4の228例，最上位のQRSスコア5以上の86例の3群に分類した．QRSスコアが高いほど梗塞サイズは大きく（図19a），再灌流後の微小循環障害を高率に認め，この結果は発症からの時間別（発症2時間以内，2時間以降）に検討しても同様であった．QRSスコアは時間因子の影響を受けない心筋傷害度の指標と考えることができる．QRSスコアの低い例は心筋傷害が軽度であり再灌流による心筋救済効果が大きいが，QRSスコアの高い例では虚血自体による心筋壊死が既に高度で再灌流療法による心筋救済効果は小さく期待できないことが推測される（図15）．

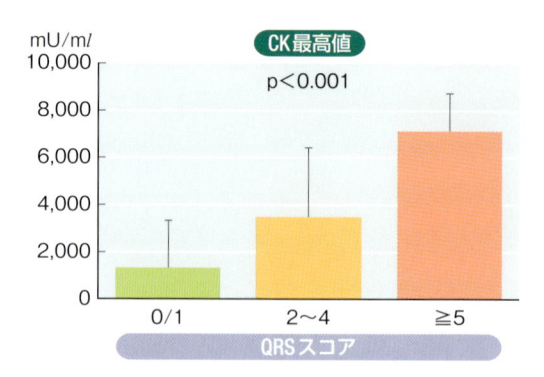

図19a QRSスコアと梗塞サイズとの関係
入院時QRSスコアが高いほど梗塞サイズは大きい．
（文献17より引用改変）

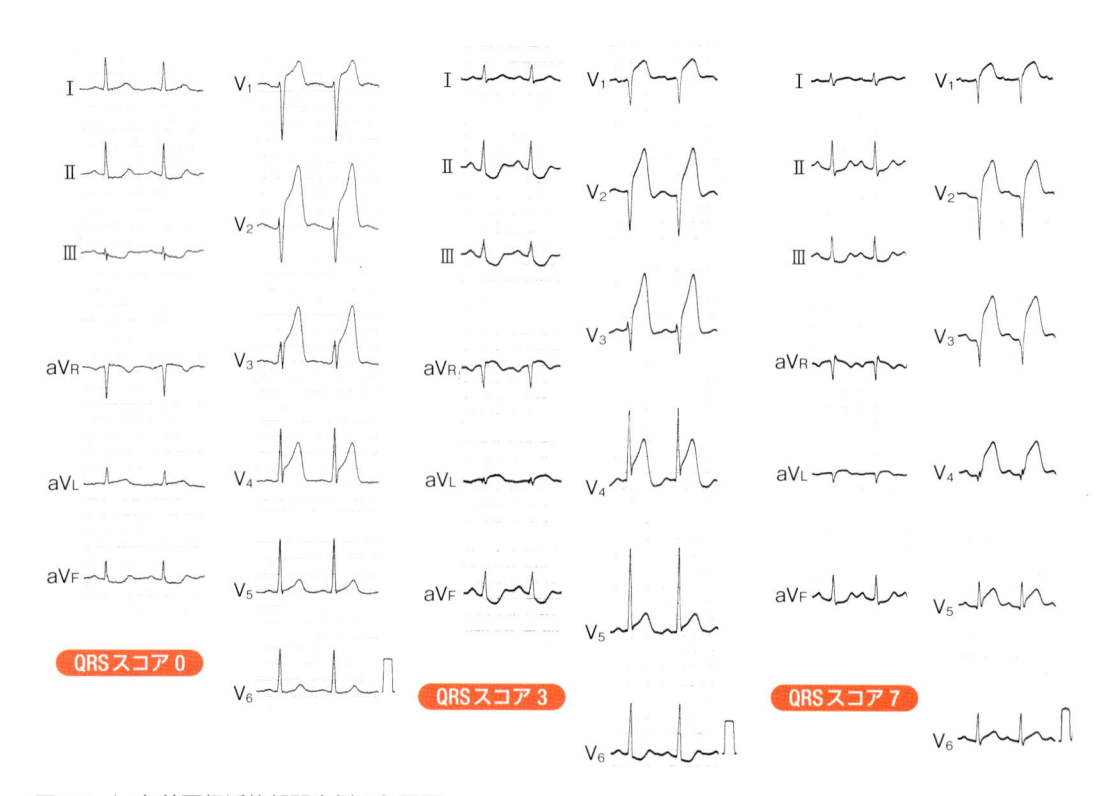

図19b 左前下行近位部閉塞例の心電図
いずれも発症2時間以内の症例である．3例ともST上昇度は同程度だが，QRSスコアで評価すると心筋傷害・壊死の程度は明らかに異なる．（文献17より引用）

4 急性前壁梗塞との鑑別疾患
－たこつぼ型心筋症－

　急性前壁梗塞との重要な鑑別疾患にたこつぼ型心筋症（**MEMO**参照）があげられる．たこつぼ型心筋症は，左室心尖部を中心とした一過性の収縮低下を呈する疾患である（図20）．閉経後の高齢女性で精神的・身体的ストレスを契機に発症することが多いが，明らかな誘因なく発症する例もある．冠動脈に有意狭窄病変を認めず，一般的に急性期の壁運動異常は数日で改善し，数週間後にはほぼ正常化し，当初予後は良好とされていた．しかし最近では，心臓死，致死的不整脈，心破裂，心原性ショック，急性心不全，左室内血栓などの急性期合併症が報告されるようになり，本疾患においても急性期の合併症には注意する必要がある．たこつぼ型心筋症の発症機序としては，多枝冠攣縮，微小循環障害，自律神経系の関与，左室流出路狭窄による左室心尖部のメカニカルストレス，カテコラミンによる直接心筋障害などがあげられているが，いまだ明らかではない．

　たこつぼ型心筋症の心電図変化は，典型例では下記の4つのphaseに分かれる[18〜20]．

Phase 1：発症後早期，前胸部誘導を中心にSTが上昇する．
Phase 2：ST上昇が軽減し，QT延長を伴い陰性T波が深くなる（2〜3日後に最大となる）．
Phase 3：その後，数日間にわたり，いったん陰性T波が浅くなる（ST上昇を認めることもある）．
Phase 4：再び陰性T波が深くなり，数ヵ月間持続する（1年以上持続する例もある）．

　たこつぼ型心筋症の症状（胸部症状，動悸，息苦しさなど）や心電図変化は急性冠症候群と類似し，両者の判別は治療方針の決定および予後予測に重要である．特に急性期においては急性前壁梗塞との鑑別が難しく，再灌流療法の適応を決定するうえで問題となる．

MEMO

● たこつぼ型心筋症の診断基準

　たこつぼ型心筋症の診断基準は統一されていないが，Mayo Clinic criteriaでは下記のように定義している（Am Heart J 2008；155：408-417）．

　(1) Transient hypokinesis, akinesis, or dyskinesis of the left ventricular mid segments with or without apical involvement; the regional wall motion abnormalities extend beyond a single epicardial vascular distribution; a stressful trigger is often, but not always present; (2) absence of obstructive coronary artery disease or angiographic evidence of acute plaque rupture; (3) new electrocardiographic abnormalities (either ST-segment elevation and/or T wave inversion or modest elevation in cardiac troponin; and (4) absence of pheochromocytoma and myocarditis.

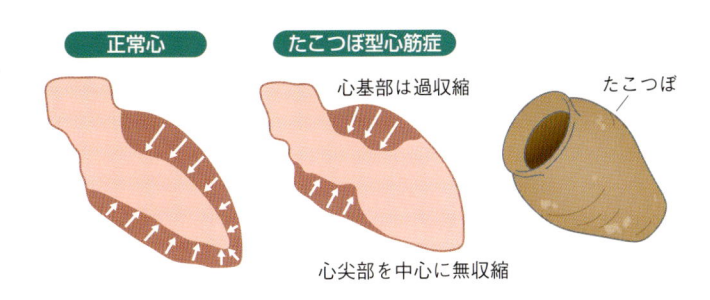

図20　たこつぼ型心筋症
蛸を捕獲する時に使われるたこつぼと形態が似ていることから"たこつぼ型心筋症"と名づけられた．

正常心　　たこつぼ型心筋症　　心基部は過収縮　　たこつぼ　　心尖部を中心に無収縮

急性前壁梗塞とたこつぼ型心筋症の心電図学的鑑別

我々は発症6時間以内に入院し前胸部誘導でST上昇を示すたこつぼ型心筋症（古典的apical ballooning typeに限定）33例と急性前壁梗塞342例で，両者の心電図学的鑑別法を検討した[21]．

たこつぼ型心筋症は急性前壁梗塞と比べ，他の報告[22〜24]と同様に，

- 異常Q波を認めない例が高率である（42％ vs 26％，$p<0.05$）．

→たこつぼ型心筋症では急性期に異常Q波を認めても，その後速やかにR波再生を認めること

が知られており，"electrical stunning"（電気生理的な気絶状態）との関連が示唆されている．

- 対側性変化の下壁誘導のST低下を認めない例が高率である（94％ vs 51％，$p<0.01$）．
- 最大QTc間隔が延長している（平均567ms vs 489ms，$p<0.01$）．
- ST上昇を広範に認め，その程度は軽度である（ST上昇を認める誘導数：平均7.5 vs 6.3，$p<0.01$，最大ST上昇度：平均4.5mm vs 7.0mm，$p<0.01$）．
- ST上昇の分布が異なる（図21）．

→このST上昇の分布の違いが両者の判別に最も有用であった．

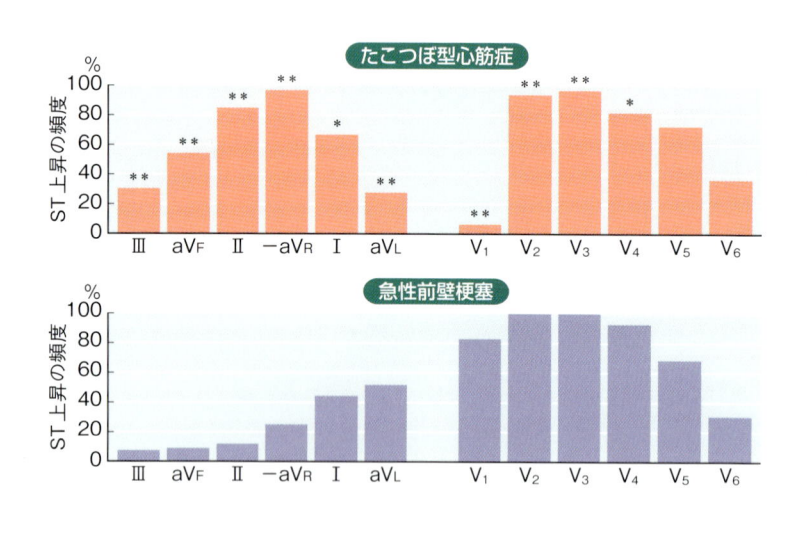

図21a｜たこつぼ型心筋症と急性前壁梗塞のST上昇の分布の違い

肢誘導はCabrera配列で表示．
＊$p<0.05$，＊＊$p<0.01$ vs 急性前壁梗塞（文献21より引用）

1 たこつぼ型心筋症のST上昇

－aVR誘導（aVR誘導を上下反転させた誘導）のST上昇を最も高率に認める（図21, 22）．－aVR誘導は左室心尖部寄りの左室下側壁に面した誘導であり，心尖部を中心とした壁運動異常との関連が示唆される．V₁誘導でST上昇を認める頻度は6％にすぎない．この理由として，①たこつぼ型心筋症の壁運動異常は左室の上位後側壁にまで及ぶことが多く，この部位でSTが上昇すると，対側に位置するV₁誘導には対側性変化としてST低下のベクトルが働くこと，②V₁誘導は右室前面・心室中隔の上位心基部寄りに面していて，こ

れらの部位にまでたこつぼ型心筋症の壁運動異常が及ぶ頻度は低いこと，③たこつぼ型心筋症は高齢女性の頻度が高く，前述のように（8頁参照）女性ではV₁誘導のSTレベルが低いことが影響していると推測される．

2 急性前壁梗塞のST上昇

左前下行枝の灌流域を反映し，肢誘導では上位側壁に面するaVL誘導を中心に，前胸部誘導では左室前壁中隔に面するV₂₋₄誘導を中心に分布する（図21, 23）．－aVR誘導でST上昇を認める頻度は低く，これは左前下行枝の灌流域が－aVR誘導の面する心尖部寄りの左室下側壁領域にまで

4. 急性前壁梗塞との鑑別疾患－たこつぼ型心筋症－

及ぶ頻度が低いためと考えられる．

たこつぼ型心筋症の心電図の特徴は，－aVR誘導でST上昇（＝aVR誘導でST低下）を認め，V₁誘導でST上昇を認めないことであった[21]（図21，表3）．この2つの条件を満たした場合はたこつぼ型心筋症と診断すると，感度は91％，特異度は96％であり，心電図指標の中で判別能が最も良好であった．しかし，臨床現場では感度，特異度だけでなく，正の的中率，負の的中率も重要である．この指標の正の予測率は67％と決して高くないことに注意が必要である．急性前壁梗塞の中でも，下壁まで灌流する左前下行枝（wrapped LAD）の中間部・遠位部で閉塞した例の壁運動異常の形態および心電図変化はたこつぼ型心筋症と類似し，両者の鑑別は非侵襲的診断法（心臓超音波検査，心電図）では難しい[20]．この指標は負の予測率が99％と高いことに臨床的意義があると考えている．つまり，aVR誘導のST低下を認めない場合（＝aVR誘導のSTが基線上かST上昇を認める場合）あるいはV₁誘導のST上昇を認める場合は急性前壁梗塞が強く疑われ，たこつぼ型心筋症の可能性は低いと考える．

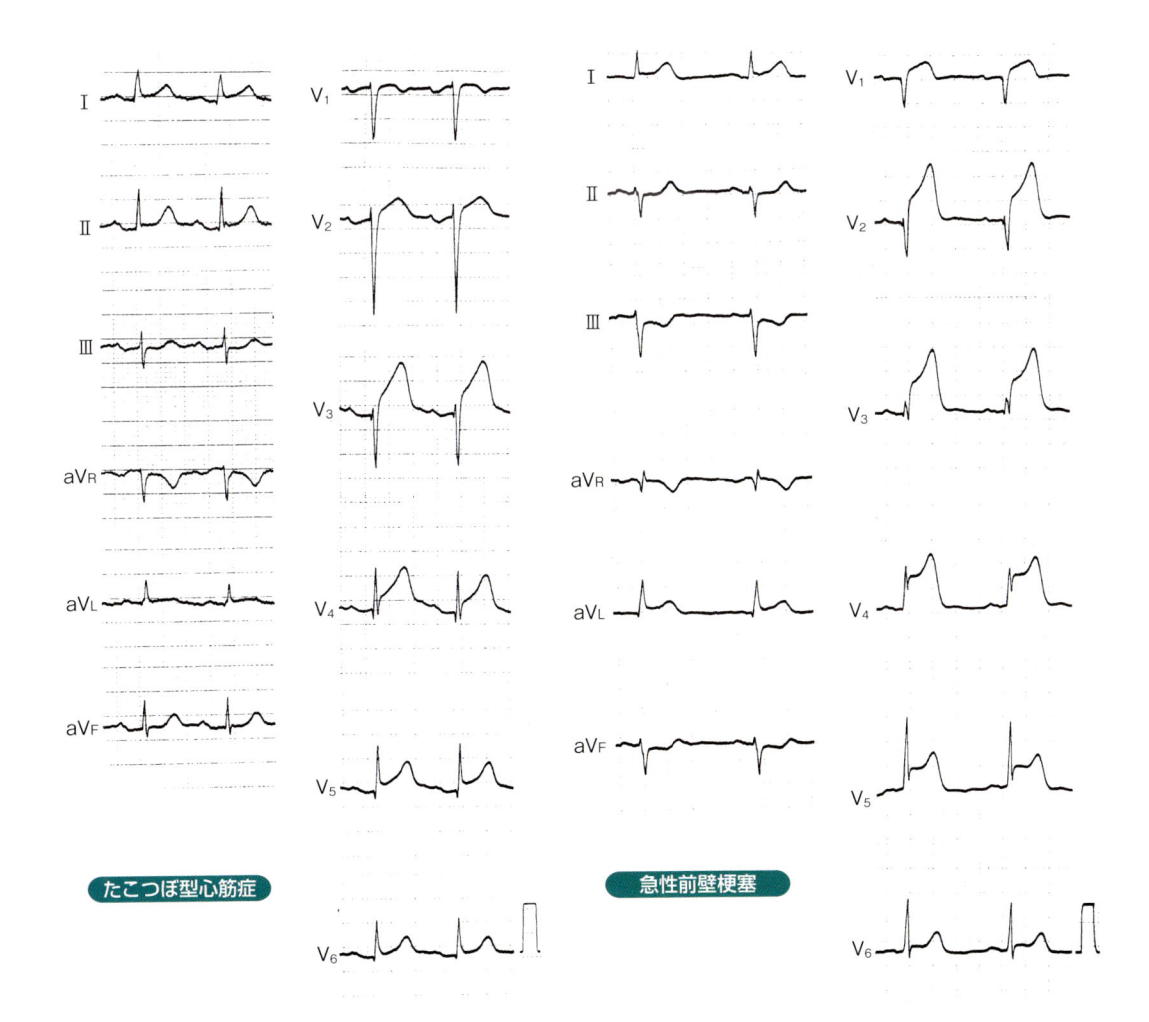

図21b たこつぼ型心筋症と急性前壁梗塞の心電図

一見すると2つの心電図はよく似ているが，たこつぼ型心筋症ではaVR誘導でSTが低下し（＝－aVR誘導でSTが上昇）を認め，V₁誘導のSTは上昇していない．（文献21より引用）

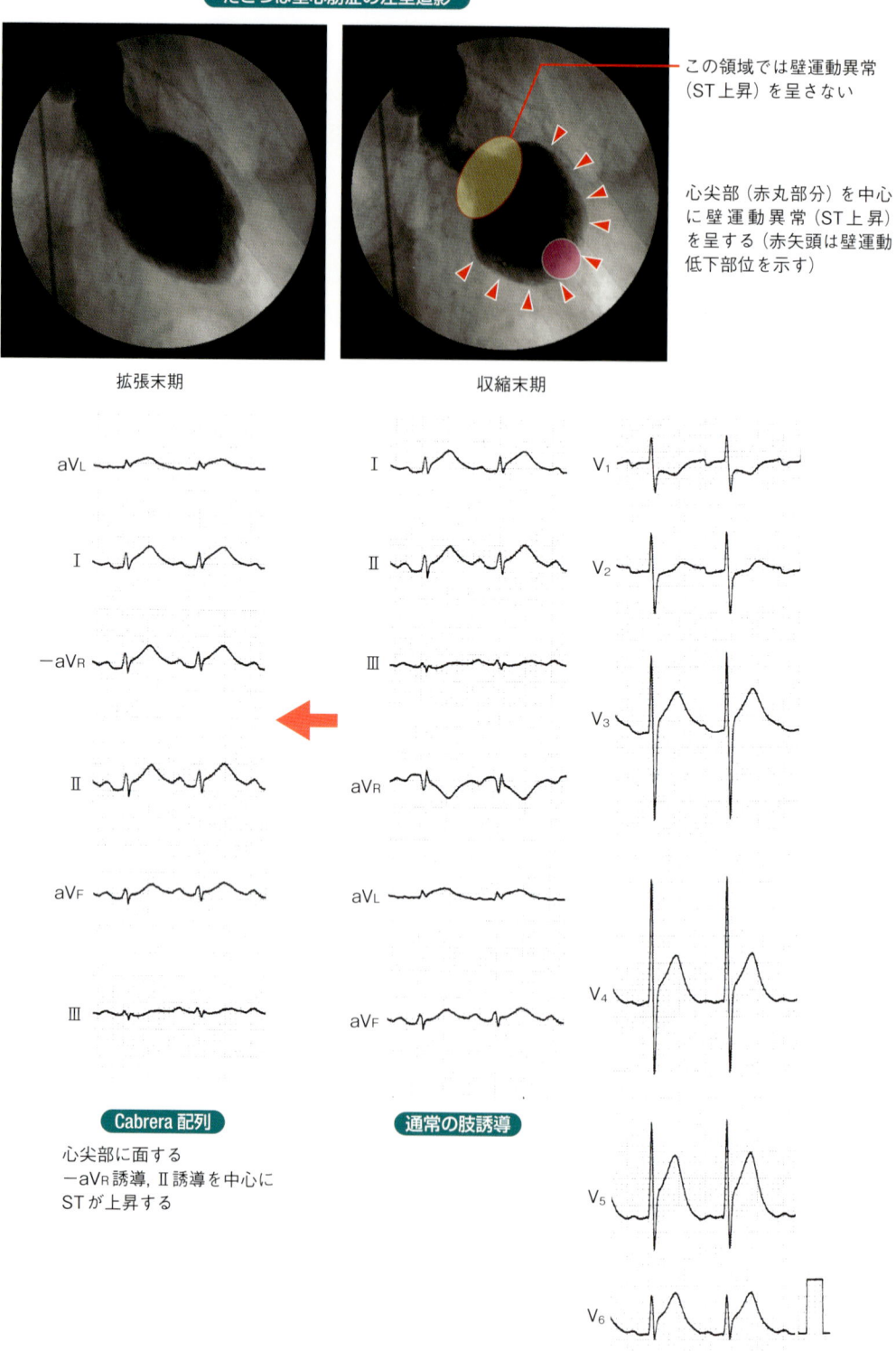

図22a | たこつぼ型心筋症の心電図－通常の肢誘導 vs Cabrera配列

Cabrera配列に並べ替えると，肢誘導では左室心尖部を中心に広範にSTが上昇していることが理解できる．

4. 急性前壁梗塞との鑑別疾患－たこつぼ型心筋症－

−150° aVR誘導

−30° aVL誘導（上位側壁）

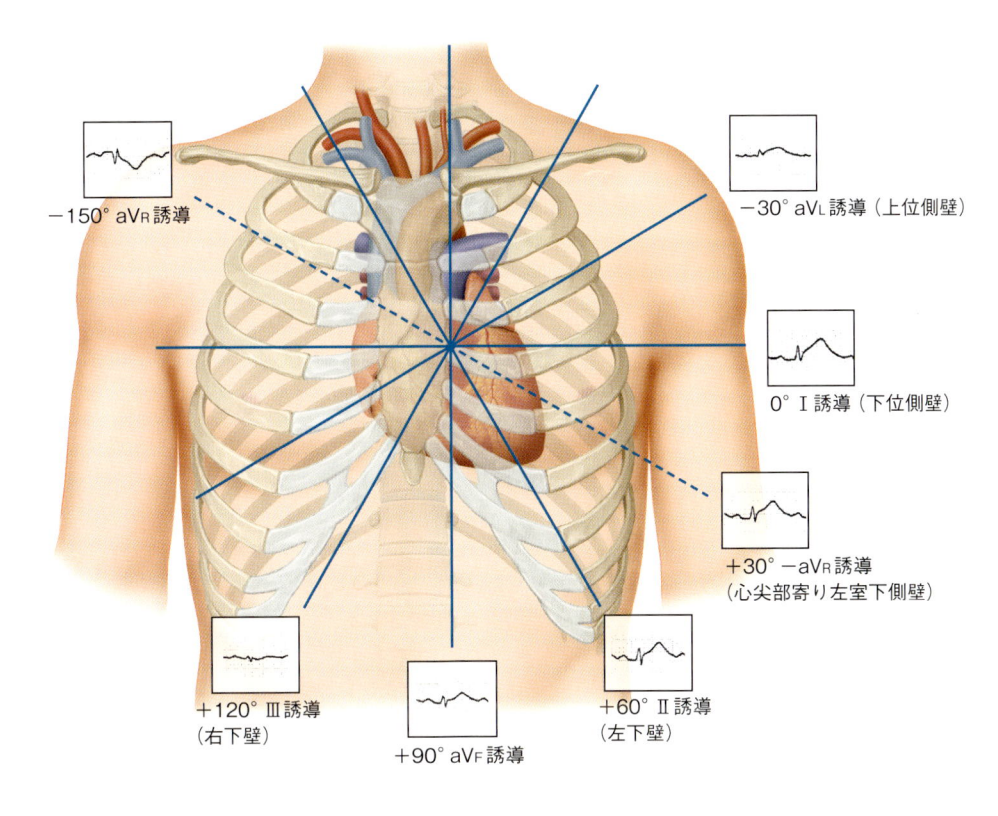

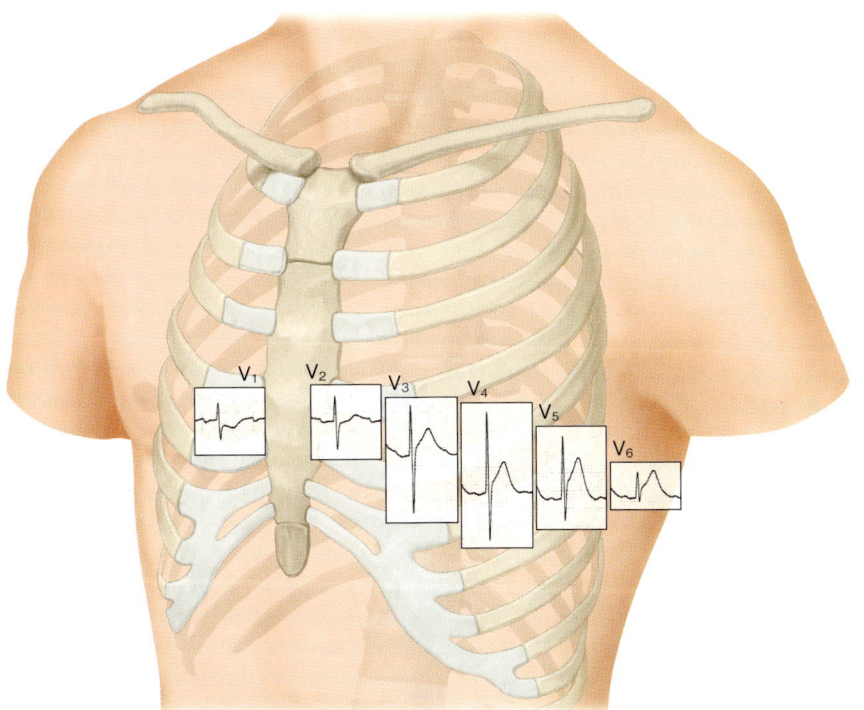

0° Ⅰ誘導（下位側壁）

+30° −aVR誘導
（心尖部寄り左室下側壁）

+120° Ⅲ誘導
（右下壁）

+90° aVF誘導

+60° Ⅱ誘導
（左下壁）

図22b　たこつぼ型心筋症のST上昇の分布

肢誘導：左室心尖部を中心に広範にSTが上昇する．前胸部誘導：左室心尖部～下側壁を中心にSTが上昇する．

II ST上昇型急性心筋梗塞

急性前壁梗塞の左室造影

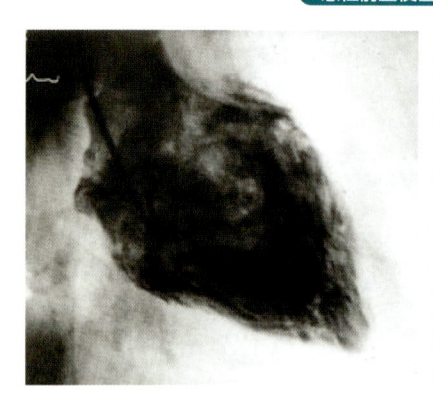

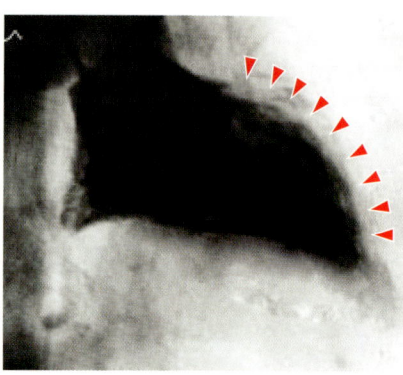

拡張末期 　　　収縮末期

前壁領域を中心に壁運動異常（ST上昇）を呈する（赤矢頭は壁運動低下部位を示す）

Cabrera配列
側壁に面する
aVL誘導，I誘導でSTが上昇し
下壁誘導では対側性変化として
STが低下する

通常の肢誘導

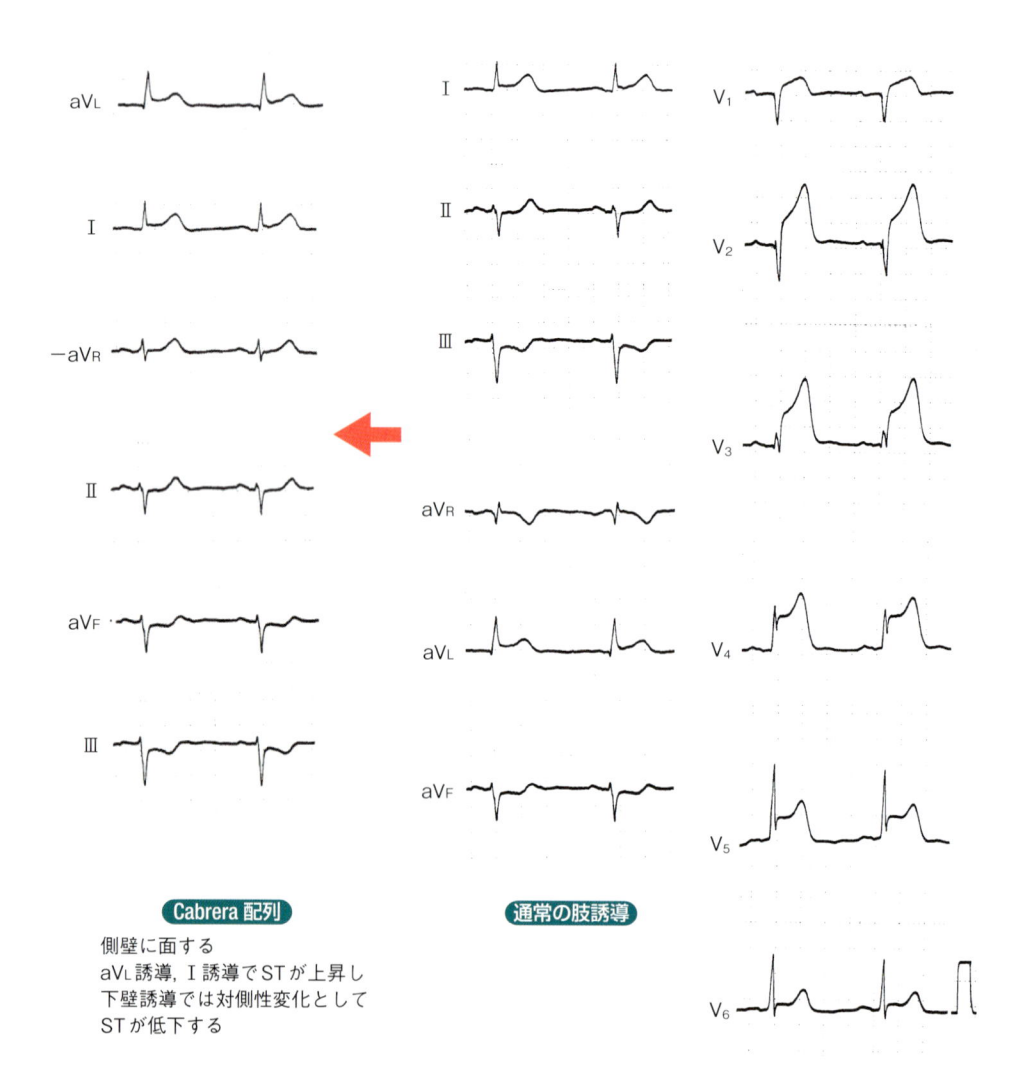

図23a│急性前壁梗塞の心電図－通常の肢誘導 vs Cabrera配列
Cabrera配列に並べ替えると，肢誘導では上位側壁を中心にSTが上昇していることが理解できる．（文献21より引用）

4. 急性前壁梗塞との鑑別疾患－たこつぼ型心筋症－

−150° aVR誘導

−30° aVL誘導（上位側壁）

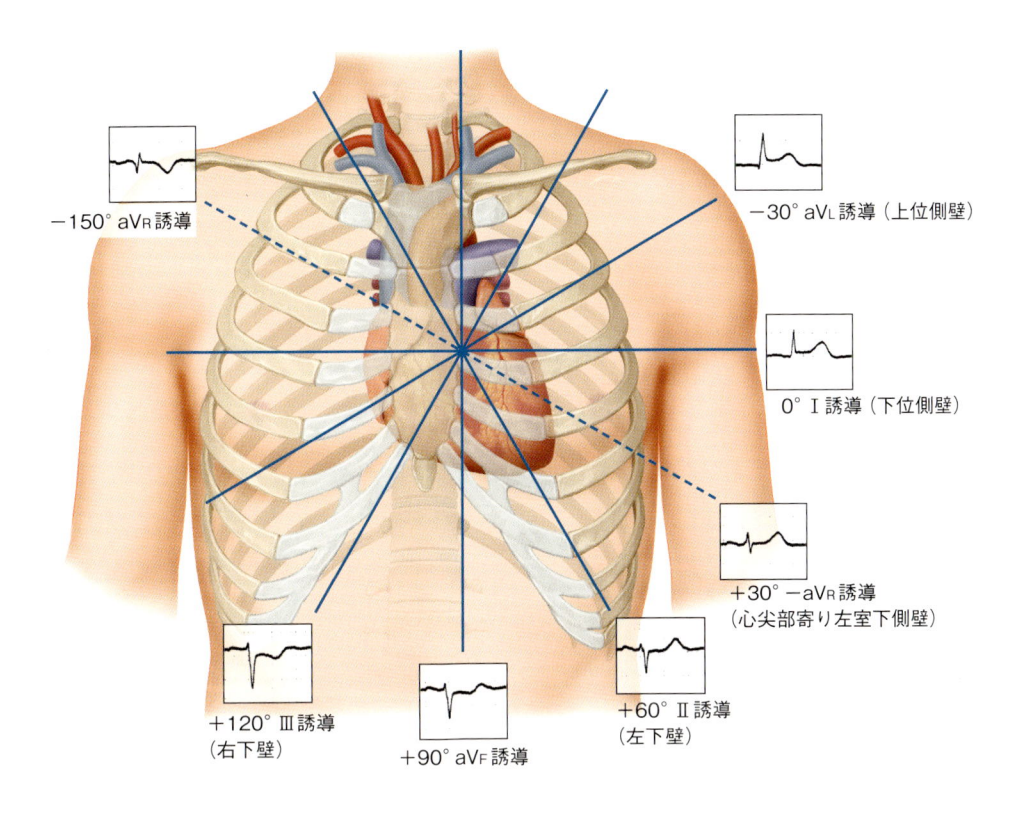

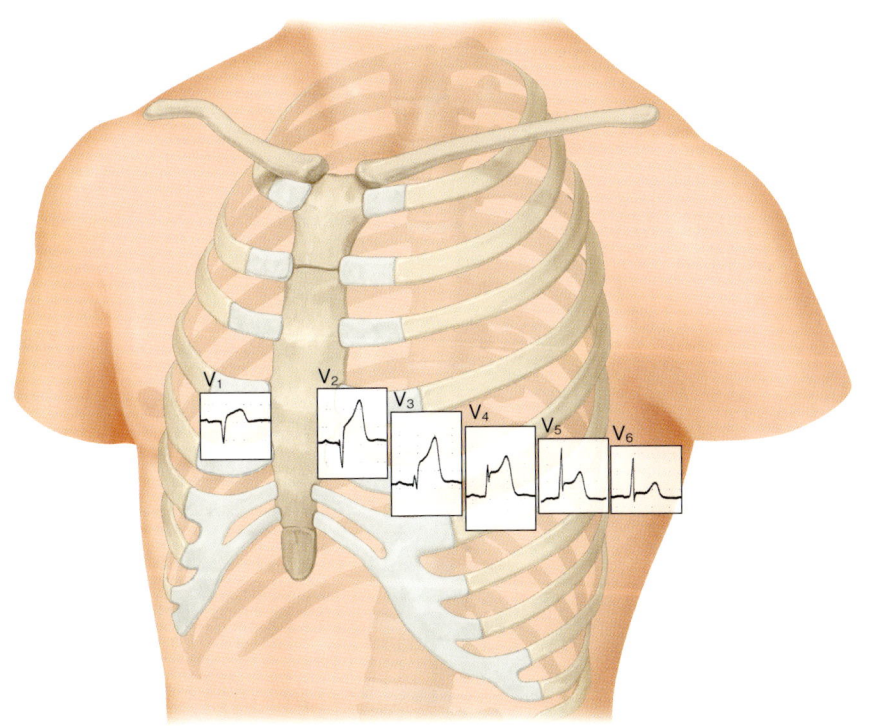

0° Ⅰ誘導（下位側壁）

+30° −aVR誘導
（心尖部寄り左室下側壁）

+120° Ⅲ誘導
（右下壁）

+90° aVF誘導

+60° Ⅱ誘導
（左下壁）

図23b | **急性前壁梗塞のST上昇の分布**

肢誘導：上位側壁を中心にSTが上昇する．前胸部誘導：左室前側壁を中心にSTが上昇する．

❸ たこつぼ型心筋症の心電図診断における留意点

たこつぼ型心筋症の心電図所見は多彩であり，急性前壁梗塞との心電図学的鑑別は難しいとする報告は少なくない．両者の心電図学的鑑別にはいくつかの留意点があげられる[20]．

a．発症から心電図記録までの時間

心電図所見は経時的に変化するため，常に発症からの経過時間を考慮する必要がある．たこつぼ型心筋症の心電図に関するこれまでの報告では，発症から心電図記録までの時間のばらつきが大きい（たこつぼ型心筋症では発症時期が不明な例も少なくなく，心電図記録時間を記載していない報告もある）．我々の提唱する上記の診断基準[21]は発症6時間以内でST上昇を認める例に限定したため診断精度が高いと考えられる．

b．たこつぼ型心筋症の壁運動異常の多様性

たこつぼ型心筋症で，壁運動異常の程度，部位，拡がりは必ずしも一様ではない．壁運動異常の範囲は，左室心尖部に限局する例から左室全体に広範に及ぶ例（右室にまで及ぶ例もある）まで幅広く，なかには左室心基部を中心とする亜型も存在する．壁運動異常と心電図変化は密接な関係にあり，このような壁運動異常の多様性は心電図変化の多様性にもつながることが推測される．

c．心電図指標の測定法・定義

心電図診断で定義は非常に重要である．STの計測点（J点，J点から0.06秒後あるいは0.08秒後）やST上昇のカットオフ値は報告により異なり統一されていないのが現状である．診断の際には心電図指標の定義に注意する必要がある．

❹ たこつぼ型心筋症の診断における心電図の意義

たこつぼ型心筋症の診断の必要条件は，冠動脈病変によらない一過性の左室壁運動異常であり，心電図異常や心筋マーカー上昇は付随する項目である．つまり心電図異常は診断基準の1項目に過ぎず，心電図所見だけでたこつぼ型心筋症の診断を確定することはできない．また，たこつぼ型心筋症の診断を確定するには冠動脈病変を評価する必要がある．このため，たこつぼ型心筋症が疑われる患者でリスクがなければ緊急心臓カテーテル検査を施行するのは妥当であろう．しかし実際，たこつぼ型心筋症の患者は全身状態が不良な例や併存疾患により心臓カテーテル検査の施行が難しい例やリスクを伴う例が少なくない．このような場合に病歴や臨床所見からたこつぼ型心筋症である可能性が高いと考えるならば，冠動脈CT検査で冠動脈病変を評価するという選択肢もあろう．

日常診療で心電図はまず最初に行われる検査である．診断的価値に限界はあるが，それを踏まえたうえで心電図から得られる情報を診断・治療方針の決定に最大限に活かすことが大切である．たこつぼ型心筋症の発症機序や病態については，いまだ解明されていない点も多く，診断・治療に関しても議論されているのが現状である．心電図診断についても今後のさらなる検討が待たれる．

表3 | たこつぼ型心筋症と急性前壁梗塞の心電図学的判別に関する報告

報告	症例数	ST偏位の測定点	たこつぼ型心筋症の判別指標	感度	特異度
Ogura et al.[22] Circ J 2003;67:687	TC 13例 AMI 13例	J-80	対側性変化（下壁誘導のST低下）なし	100%	69%
			異常Q波なし	83%	69%
			V_{4-6}誘導のΣST上昇/V_{1-3}誘導のΣST上昇 ≥1	80%	77%
Bybee et al* J Electrocardiol 2007;40:38.e1	TC 18例 AMI 36例	J-80	V_2誘導の1.75 mm未満のST上昇且つV_3誘導の2.5 mm未満のST上昇	67%	94%
			（3×V_2誘導のST上昇）+（V_3誘導のST上昇）+（2×V_5誘導のST上昇）<11.5 mm	94%	72%
Kosuge et al*[21] J Am Coll Cardiol 2010;55:2514	TC 33例 AMI 342例	J-80	1.0 mm以上の−aVR誘導のST上昇（＝aVR誘導のST低下）あり	97%	75%
			1.5 mm以上のV_1誘導のST上昇なし	94%	71%
			1.0 mm以上のaVR誘導のST低下あり且つ1.5 mm以上のV_1誘導のST上昇なし	91%	96%
Tamura et al*[24] Am J Cardiol 2011;108:630	TC 62例 AMI 280例	J点	1.0 mm以上のV_1誘導のST上昇なし且つ1.0 mm以上のV_3誘導のST上昇あり	68%	81%
			1.0 mm以上のV_1誘導のST上昇なし且つ1.0 mm以上のV_{3-4}誘導のST上昇あり	73%	81%
			1.0 mm以上のV_1誘導のST上昇なし且つV_{3-5}誘導の1誘導以上で1.0 mm以上のST上昇あり	74%	81%
			1.0 mm以上のV_1誘導のST上昇なし且つ前胸部誘導の連続する2誘導以上で1.0 mm以上のST上昇あり	69%	80%

TC：たこつぼ型心筋症，AMI：急性前壁梗塞，NR：記載なし，J-80：J点から80 ms，10 mm：1.0 mV. *対象を発症から6時間以内の症例に限定している.

5 左主幹部閉塞による急性心筋梗塞

左主幹部閉塞による急性心筋梗塞はきわめて重症度が高い．左室前壁と左室後壁の貫壁性虚血を同時に生じるため，特有の心電図所見を呈する（図24）．以下に左主幹部閉塞の急性心筋梗塞の心電図の3つの特徴を示す．

❶ 高度なaV_R誘導のST上昇と下壁誘導のST低下

左主幹部閉塞例では左室前壁だけでなく左室後壁の心基部寄りの貫壁性虚血も加わるため心基部の貫壁性虚血を反映するaV_R誘導のST上昇は高度になり，その対側性変化である下壁誘導のST低下も高度になる．

❷ 多様な前胸部誘導のST-Tパターン

左主幹部閉塞例では，左室前壁と左室後壁のST上昇が同時に存在し互いにST上昇を打ち消し合い，両者のST上昇度により前胸部誘導のST偏位は規定される．左室前壁よりも左室後壁のST上昇が高度な場合には前胸部誘導のST上昇はむしろ減弱し，時にST低下を呈する例もある．

❸ QRS幅の増大

高度で広範囲に及ぶ心筋虚血により心室内伝導障害を生じQRS幅は増大する（MEMO参照）．

> **MEMO**
>
> ●QRS幅の延長
>
> 心筋虚血時にはQRS幅が延長することが知られている．これは虚血細胞から漏出するカリウムによる高カリウムの影響とされ，Purkinje線維，Purkinje・筋接合部，心室筋線維の伝導速度が遅くなり，12誘導心電図ではQRS幅の延長として反映される．QRS幅の延長は，ST変化よりも心筋虚血の鋭敏な心電図指標とされている．

症例に学ぶ心電図診断のポイント

左主幹部閉塞による急性心筋梗塞の心電図診断は難しい

21時に突然胸痛が出現し，15分後に救急車が要請された症例である．21時22分，救急隊現着時は血圧84/48mmHg，脈拍124/分のショック状態であった．救急車内で12誘導心電図（図24）が記録され，当センターに伝送された．当センターではこの心電図から左主幹部閉塞による心原性ショックと診断し，この時点で緊急冠インターベンションの準備を開始した．21時49分，病院到着時もショック状態のままであり，ただちに緊急冠動脈造影検査が行われた．左主幹部の完全閉塞を認め（図25），冠インターベンションにより再灌流に成功し，door-to-balloon timeはわずか13分であった．入院後の経過は順調で3週間後の左室駆出率は45％と保たれていた．

解説

再灌流療法時代においても左主幹部閉塞による心原性ショック例の予後はきわめて不良であり，迅速な再灌流が救命には不可欠である．本症例は，伝送された救急車内の12誘導心電図により患者が病院に到着する前に診断が可能となり，緊急冠インターベンションの準備を行うことができた．プレホスピタル心電図の伝送により再灌流時間が短縮され，その有用性が示された1例である．

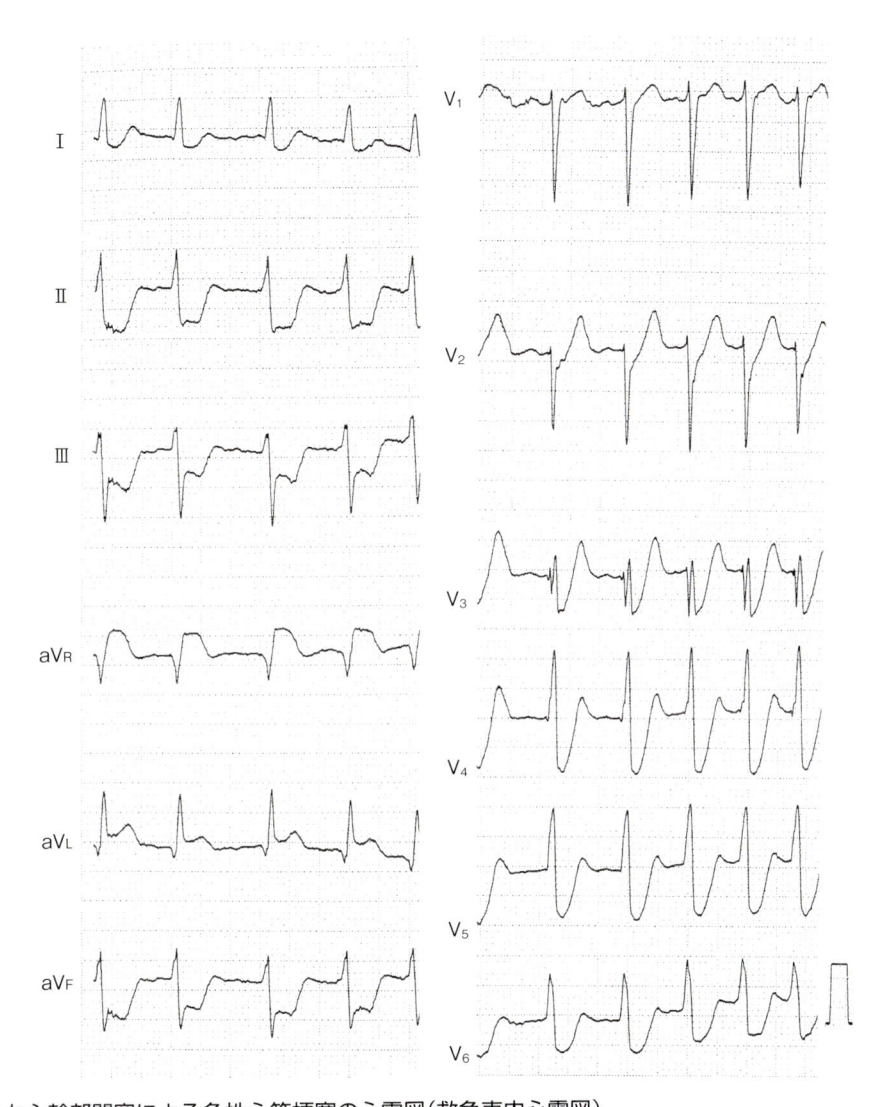

図24 | 左主幹部閉塞による急性心筋梗塞の心電図（救急車内心電図）

心電図では，高度なaVR誘導のST上昇と下壁誘導のST低下を認め，前胸部誘導の特異なST-Tパターンを呈している．また著明なQRS幅の増大を認める．

図25 | 左主幹部閉塞による急性心筋梗塞の緊急冠動脈造影

左主幹部の完全閉塞（矢頭）を認める．

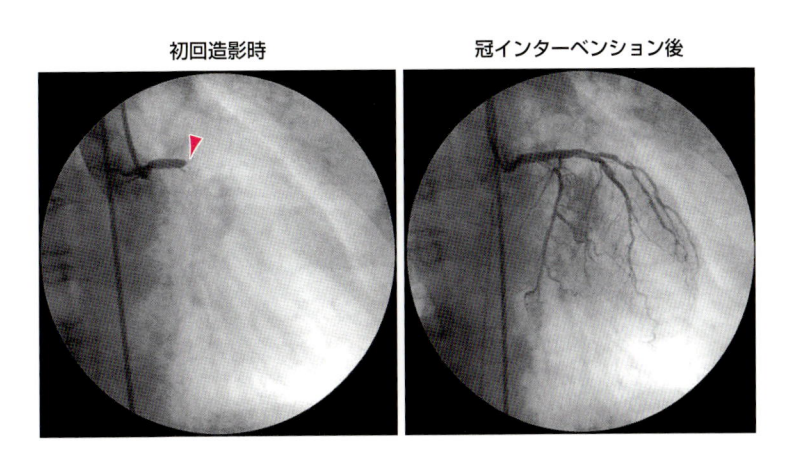

初回造影時　　　冠インターベンション後

II ST上昇型急性心筋梗塞

6 急性下壁梗塞

　急性下壁梗塞の80〜90％は右冠動脈の閉塞により生じ，左回旋枝閉塞による頻度は少ない．

❶ 右冠動脈閉塞時のST変化

　右冠動脈の主たる灌流域である右下壁領域を中心に貫壁性虚血を生じ，これに面する誘導でSTが上昇する．このためST上昇度はⅢ誘導が最も高度で，次いでaV_F，Ⅱ誘導の順となる．またⅠ，aV_L誘導では対側性変化としてSTが低下する．このような一連のST変化はCabrera配列に並べ替えると理解しやすい（図26）．

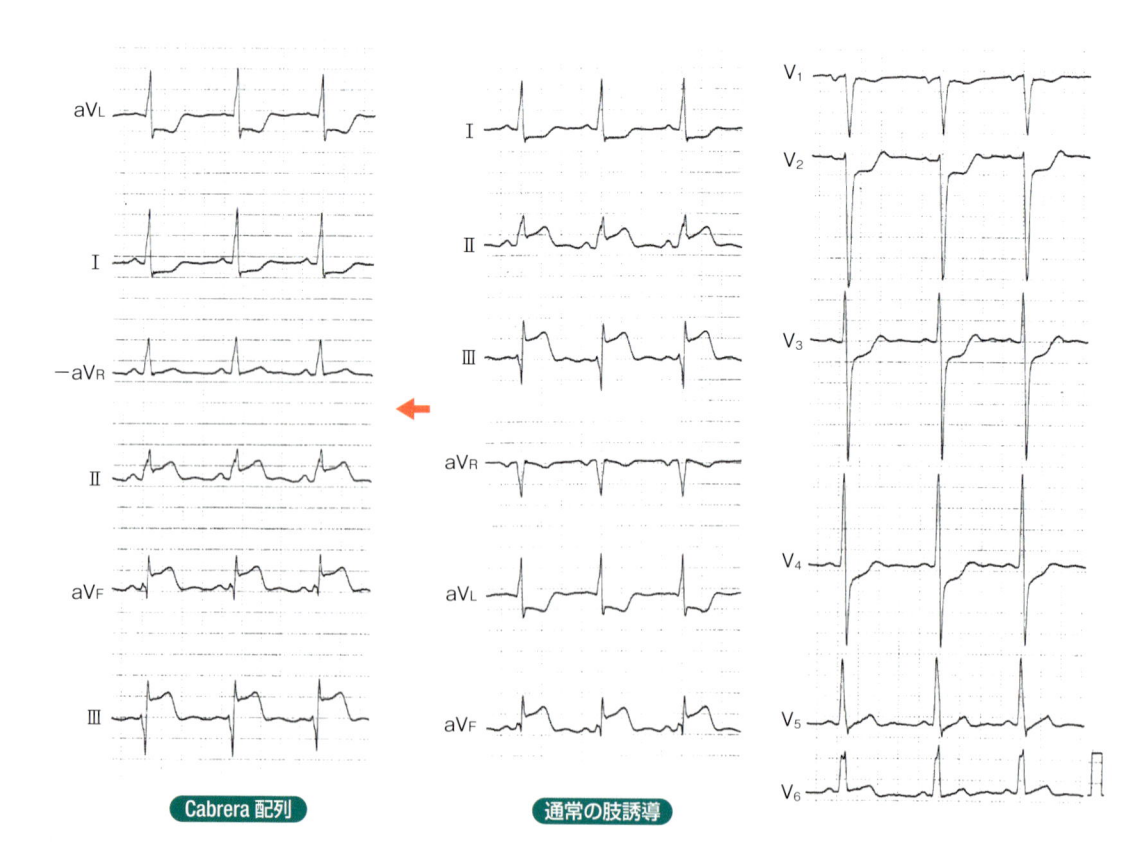

図26a | 右冠動脈閉塞による急性下壁梗塞の心電図－通常の肢誘導 vs Cabrera配列－
Cabrera配列に並べ替えると，右下壁に面するⅢ誘導を中心にSTが上昇し，対側性変化として側壁誘導ではSTが低下することが理解できる．

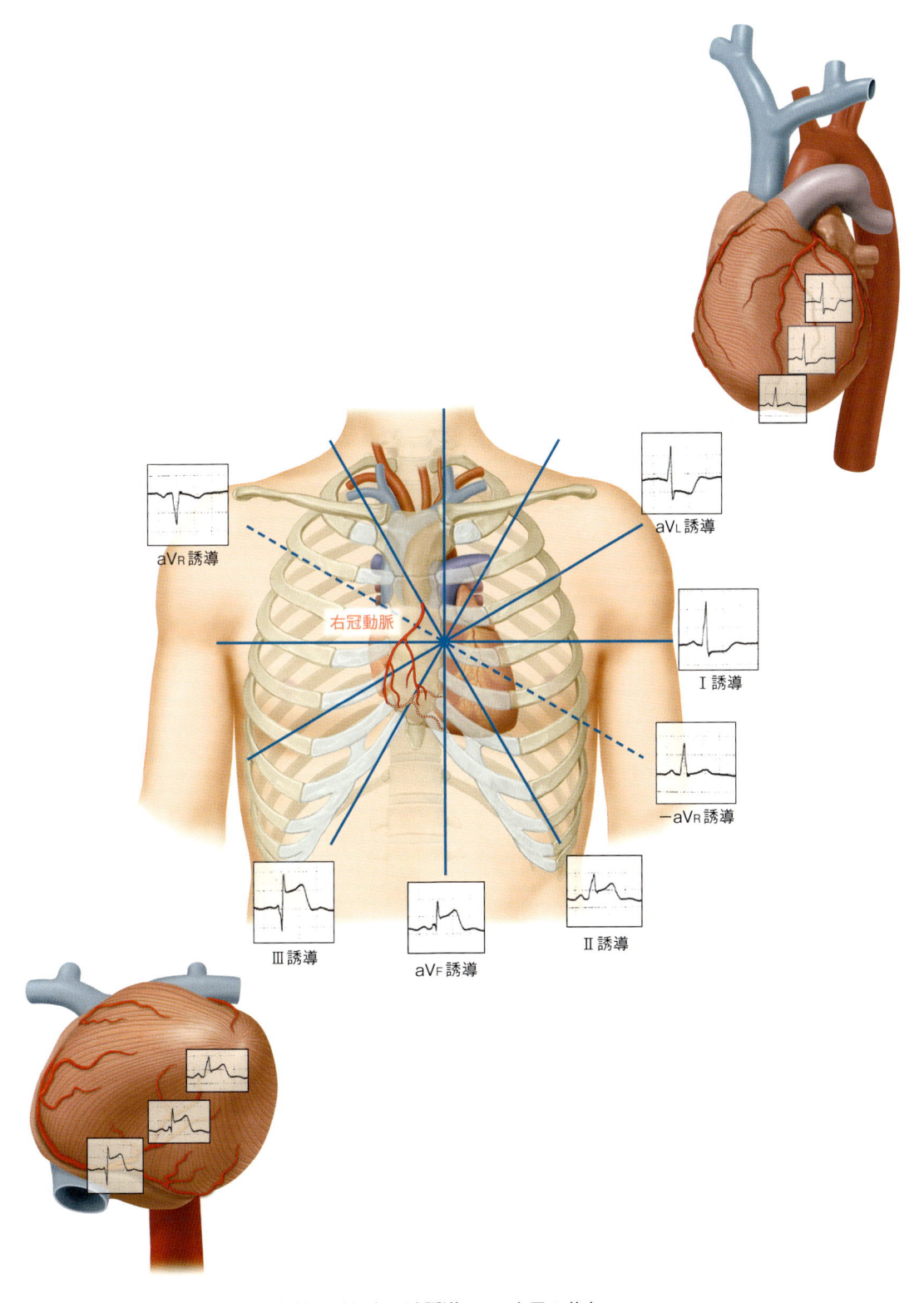

図26b　右冠動脈閉塞による急性下壁梗塞の肢誘導のST上昇の分布
右冠動脈の主たる灌流域である右下壁に面するⅢ誘導を中心にSTが上昇し，対側性変化として側壁誘導でSTは低下する．

❷ 右室虚血合併時のST変化

　右冠動脈から分枝する右室枝が主に右室を灌流する．このため右室枝よりも近位部で閉塞した場合に右室虚血を合併する（図27）．一般的に急性下壁梗塞の予後は急性前壁梗塞に比べると良好とされているが，右室梗塞を合併した場合は高リスクで，再灌流療法が施行されないと予後不良である．またニトログリセリンなどの血管拡張薬の右室梗塞合併例への投与は禁忌とされている．

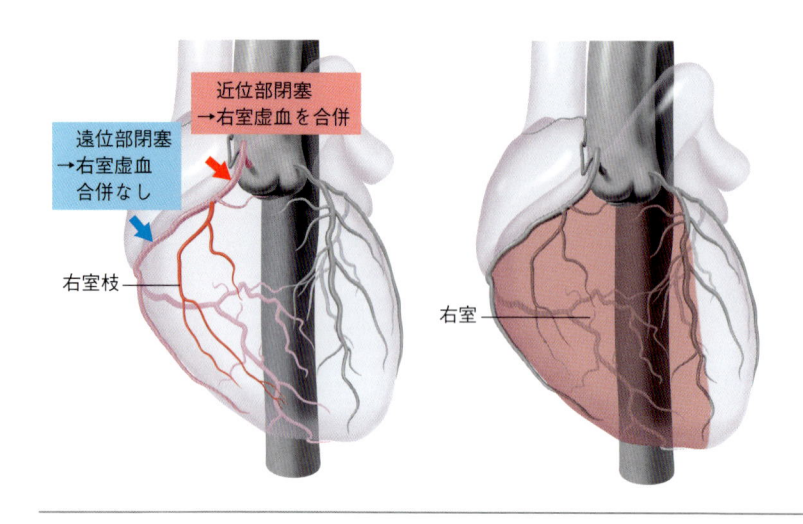

図27 | 右冠動脈の閉塞部位と右室虚血合併との関係
右室枝よりも近位部で閉塞すると右室虚血を合併する．

a. 右側胸部誘導

　右室に面する右側胸部誘導，特に V_4R 誘導のST上昇（1.0mm以上）は右室梗塞の診断に有用で，日本循環器学会のガイドライン[5]では急性下壁梗塞例で V_4R 誘導の記録がクラスIとして推奨されている（図28）．しかし右側胸部誘導のST上昇は，右室梗塞合併例の約半数で10時間以内に軽減するという報告もあり[25]，診断に有用なのは発症早期であることに注意する必要がある．

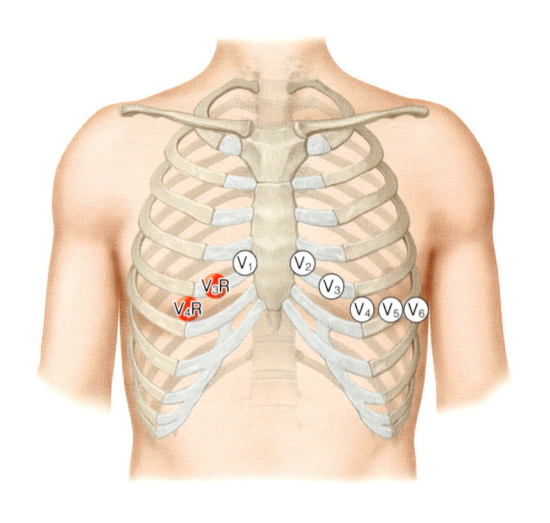

図28a | 右側胸部誘導（V_3R，V_4R 誘導）
肢誘導は変えずに，前胸部誘導の V_3，V_4 誘導の電極を左右対称に右側に移して V_3R，V_4R 誘導を記録する．

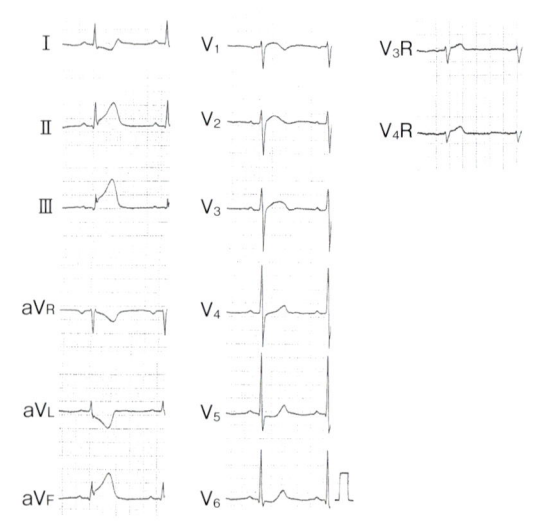

図28b | 右冠動脈近位部閉塞による急性下壁梗塞の心電図
右側胸部誘導（V_3R，V_4R 誘導）のST上昇を認める．

b. 前胸部誘導

　右室虚血を合併すると，前胸部誘導では右室に面するV$_1$誘導を中心にSTが上昇する．通常，右冠動脈の閉塞で下壁誘導のSTが上昇すると，対側性変化により前胸部誘導のSTは低下する（図29左）[26]．右冠動脈の近位部閉塞の場合では，これにさらに右室虚血によるST上昇が加わるため前胸部誘導のST低下がむしろ減弱することになる（図29右）[26]．右室虚血が高度な例ではV$_1$誘導でST上昇を認めることもある（図29右）．

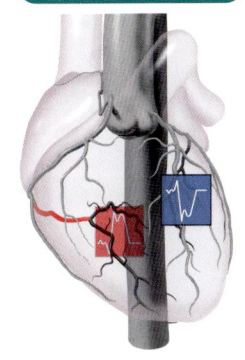

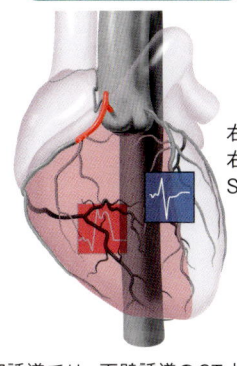

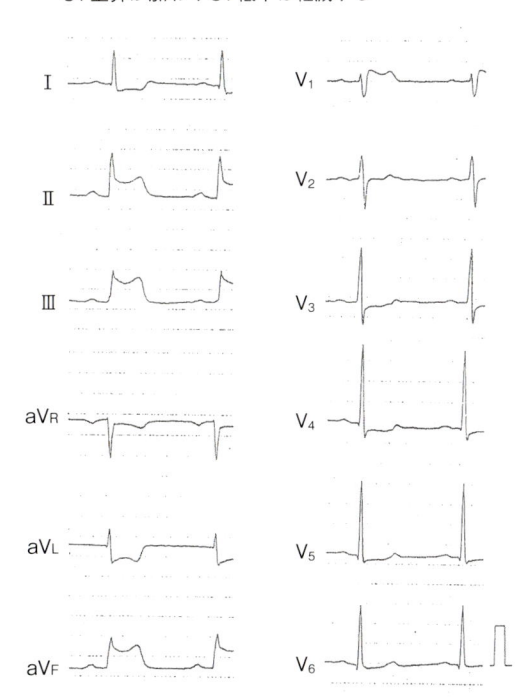

図29 | 右冠動脈の近位部閉塞と遠位部閉塞の心電図の違い
両者を比べると前胸部誘導のST低下が高度な遠位部閉塞（左図）の方が重症のように思える．しかし重症度が高いのは前胸部誘導のST低下が軽度な近位部閉塞（右図）である．心電図の見た目の重症度と実際の重症度は一致しないことに注意する．
（文献26より引用）

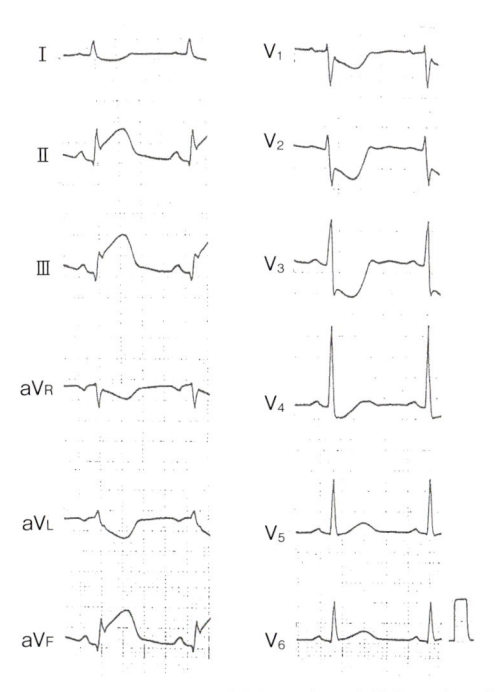

II ST上昇型急性心筋梗塞

❸ 左回旋枝閉塞時のST変化

　左回旋枝の主たる灌流域は左室後壁であり，この部位に面した誘導でSTは上昇する（図30a）．しかし12誘導心電図には左室後壁に直接面する誘導がない．左回旋枝の灌流域が左室下壁にまで及ぶと下壁誘導でST上昇を呈するが，その程度は右冠動脈閉塞例に比べ軽度である（図30a〜c）．Ⅱ，Ⅲ，aVF誘導のST上昇パターンは左回旋枝の灌流域により規定され個人差が大きいが，Ⅱ，Ⅲ，aVF誘導で同程度あるいはⅡ，aVF誘導優位のパターンが多い（図30b，c）．一方，前胸部誘導には後壁と下壁の両者のST上昇に対する対側性変化が反映されST低下は高度になる[26]（図30a，b）．

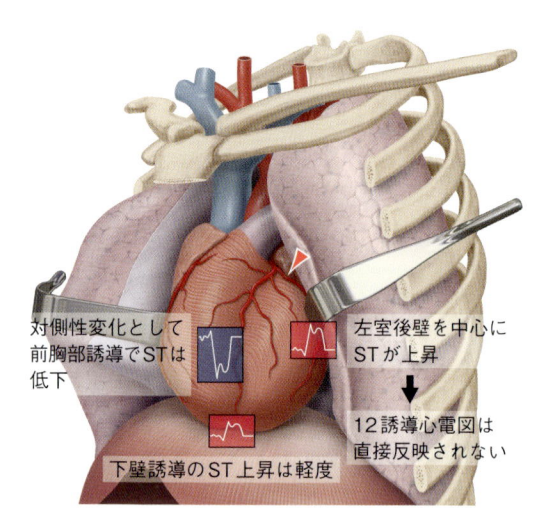

図30a｜左回旋枝閉塞時のST変化
左回旋枝の主たる灌流域である左室後壁を中心にSTが上昇し，下壁のSTは上昇しても軽度である．一方，前胸部誘導には左室後壁と下壁の両方のST上昇に対する対側性変化が反映されST低下は高度になる（矢頭は閉塞部位を示す）．

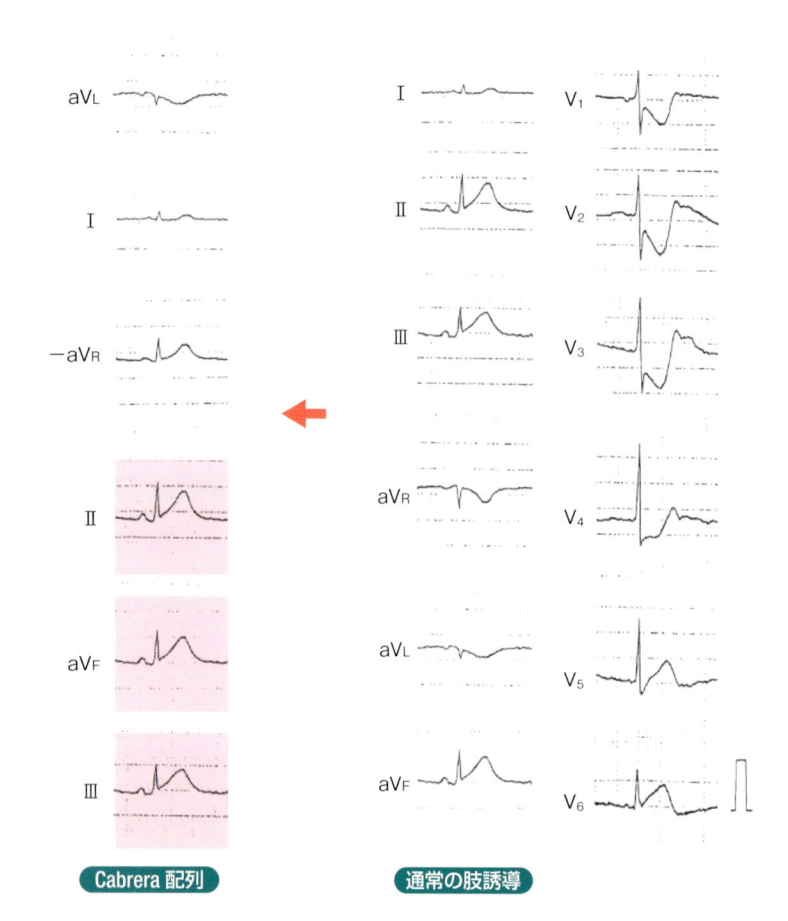

図30b｜左回旋枝閉塞による急性下壁梗塞の心電図−通常の肢誘導 vs Cabrera配列
Cabrera配列に並べ替えると，右冠動脈閉塞の場合と異なり下壁誘導のST上昇度はⅡ，Ⅲ，aVF誘導で同程度であることがわかる．
（文献26より引用）

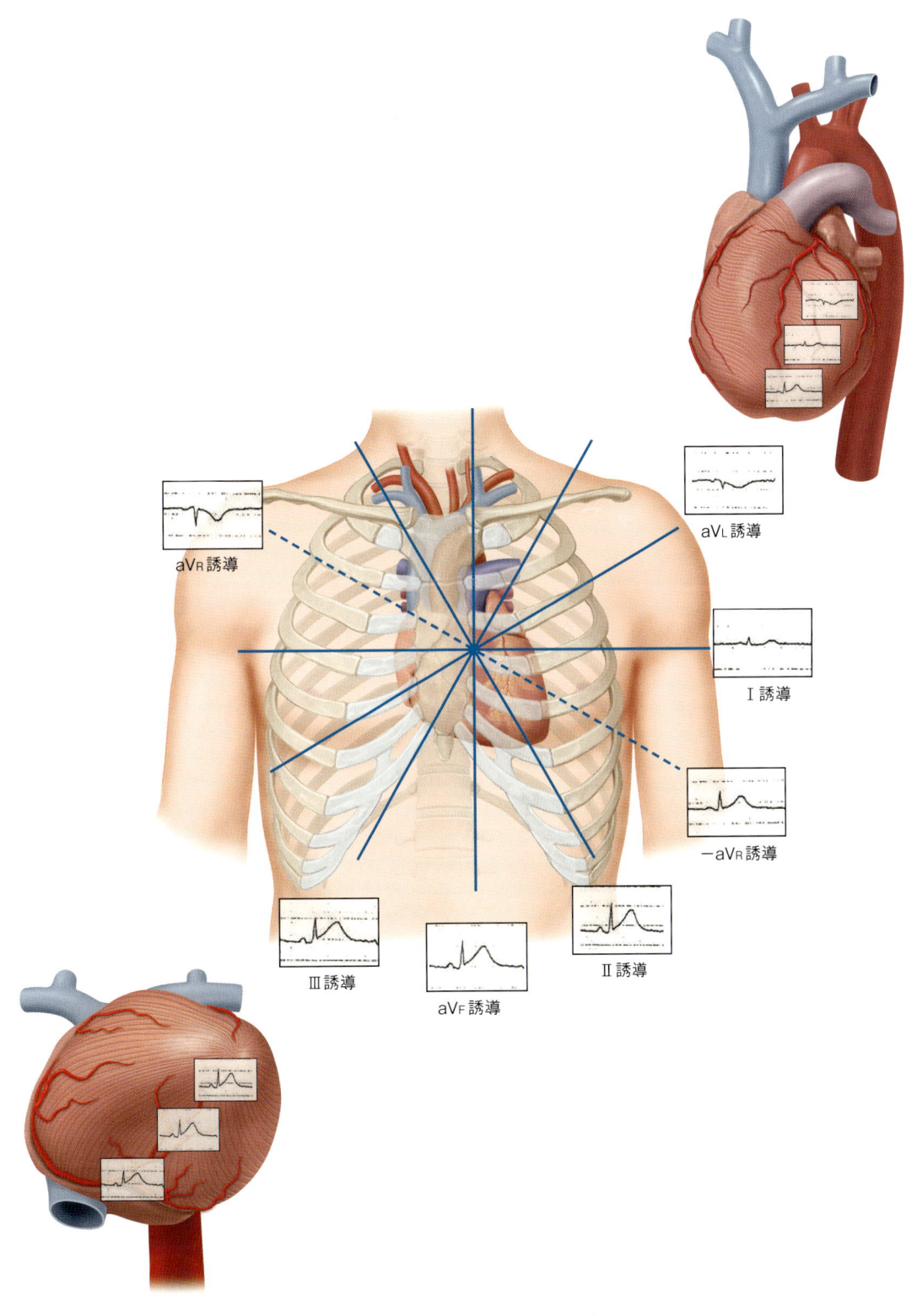

図30c 左回旋枝閉塞による急性下壁梗塞の肢誘導のST上昇の分布
左室下壁から心尖部にかけてSTが上昇するが，軽度である．

急性下壁梗塞におけるV_{5-6}誘導のST上昇の臨床的意義

我々は発症6時間以内の急性下壁梗塞再灌流例で，入院時心電図でV_{5-6}誘導のST上昇（>2.0mm）を認める例の臨床像を検討した[27]．V_{5-6}誘導のST上昇を認める76例は認めない281例に比べ，梗塞責任血管の灌流域が後下壁領域の7割以上を占めるmega-artery閉塞が高率で梗塞サイズが大きかった（図31a，b）．V_{5-6}誘導のST上昇は灌流域が左室下壁に加え側壁にまで及ぶmega-artery閉塞を示唆する（図31c）．

またV₅₋₆誘導のST上昇を認める例をさらにⅢ

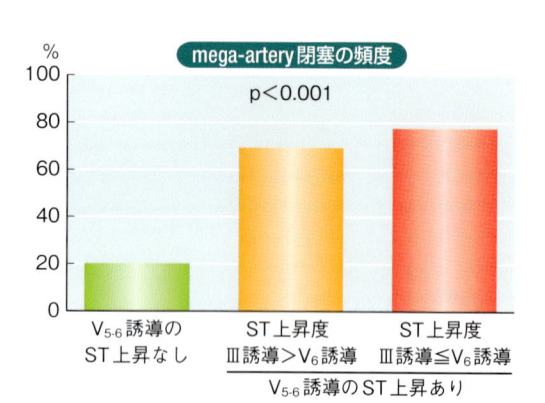

図31a｜急性下壁梗塞のV_{5-6}誘導のST上昇とmega-artery閉塞との関係
V_{5-6}誘導のST上昇を認める例は灌流域の広いmega-artery閉塞が高率である．（文献27より引用）

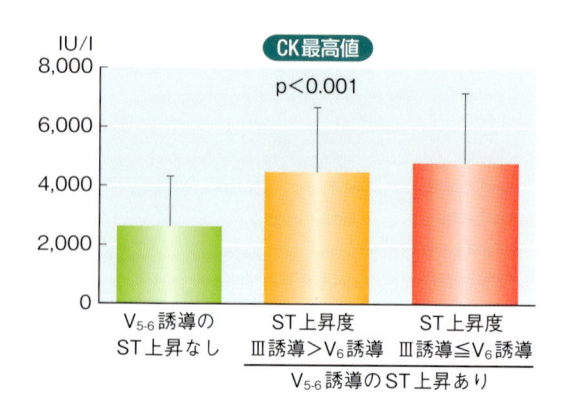

図31b｜急性下壁梗塞のV_{5-6}誘導のST上昇と梗塞サイズとの関係
V_{5-6}誘導のST上昇を認める例は梗塞サイズが大きい．（文献27より引用）

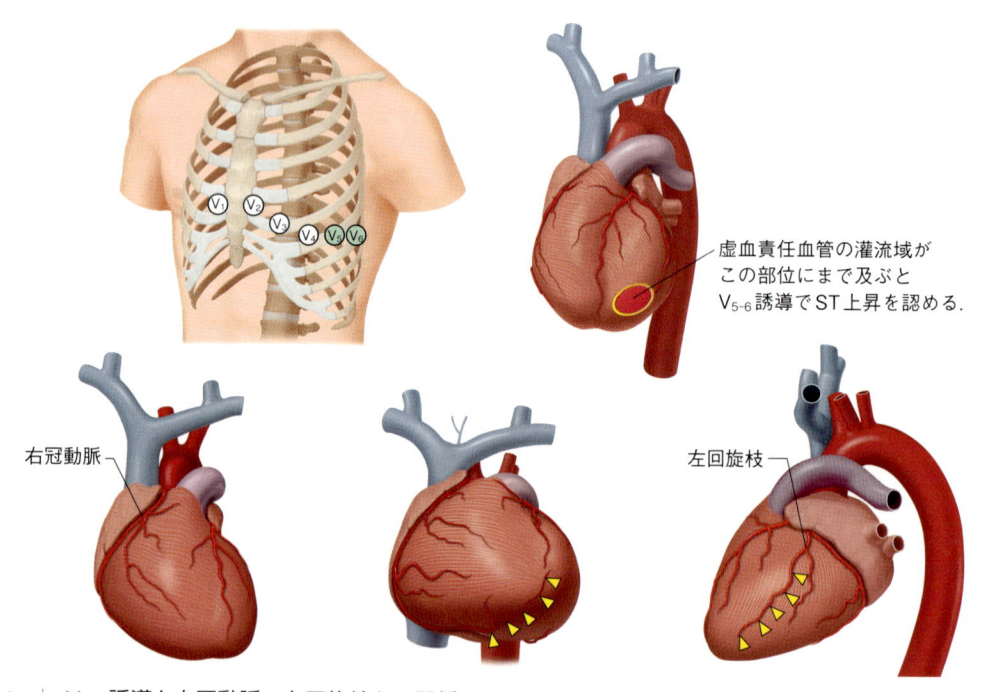

図31c｜V_{5-6}誘導と右冠動脈・左回旋枝との関係
虚血責任血管である右冠動脈あるいは左回旋枝の灌流域が広く左室下側壁にまで及んだ場合（図中矢頭）にV_{5-6}誘導のSTは上昇する．

誘導とV₆誘導のST上昇度により，Ⅲ誘導のST上昇度＞V₆誘導のST上昇度の53例とⅢ誘導のST上昇度≦V₆誘導のST上昇度の23例に分けると，前者は右冠動脈閉塞（96％），後者は左回旋枝閉塞（96％）が大多数を占め，Ⅲ誘導とV₆誘導のST上昇度を比較することで梗塞責任血管（右冠動脈か左回旋枝か）を判別することが可能であった．この機序は下記のように推測される．

① 右冠動脈の"mega-artery"閉塞の場合はⅢ誘導のST上昇度＞V₆誘導のST上昇度となる．

右冠動脈の主たる灌流域は右下壁領域であり，この部位に面するⅢ誘導のST上昇が最も高度になる．右冠動脈の灌流域が左室下側壁にまで及んだ場合にV₅₋₆誘導でもST上昇を認めるが，その程度は軽度であり，ST上昇度はⅢ誘導＞V₆誘導となる（図31d）．

② 左回旋枝の"mega-artery"閉塞の場合はⅢ誘導のST上昇度≦V₆誘導のST上昇度となる．

左回旋枝の主たる灌流域は左室後壁であり，この部位に面する誘導でST上昇が最も高度になるが，12誘導心電図には直接ST上昇として反映されない．左回旋枝の灌流域が左室下壁，左室下側壁にまで及んだ場合に，下壁誘導，V₅₋₆誘導でもST上昇を認めるが，その程度は軽度であり，両者は同程度か後者がやや高度になる（図31d）．

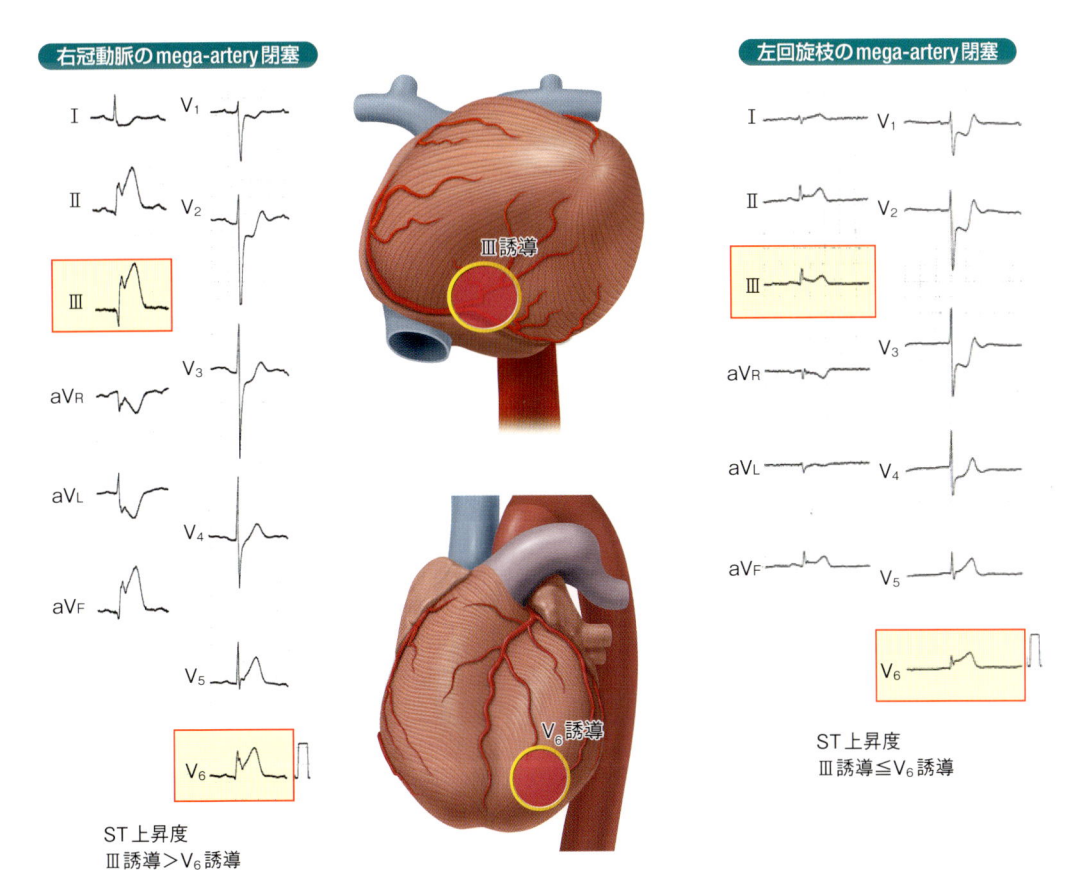

図31d | mega-artery閉塞時のⅢ誘導とV₆誘導のST上昇の関係
右冠動脈mega-artery閉塞の場合はⅢ誘導のST上昇度＞V₆誘導のST上昇度，左回旋枝mega-artery閉塞の場合はⅢ誘導のST上昇度≦V₆誘導のST上昇度となる．（文献27より引用）

急性下壁梗塞におけるaVR誘導のST低下の臨床的意義

我々は発症6時間以内に再灌流が得られた急性下壁梗塞225例で，入院時心電図でaVR誘導のST低下度と冠動脈造影所見および梗塞サイズとの関係を検討した[28]．対象をaVR誘導のST低下のない103例，ST低下≦1.0mmの80例，ST低下>1.0mmの42例の3群に分類すると（図32），aVR誘導のST低下が高度なほど梗塞責任血管の灌流域は広く，梗塞サイズは大きく（図32c），再灌流後の微小循環障害を高率に認めた．

前述のように（31〜33頁参照），aVR誘導のST低下は対側の−aVR誘導のST上昇の対側性変化である．aVR誘導のST低下は，梗塞責任血管の灌流域が心尖部寄りの左室下側壁にまで及び，リスクエリアが広いことを示唆する．aVR誘導のST低下の程度が高度なほど心筋傷害が高度で，梗塞サイズは大きく，再灌流後の微小循環障害と関連すると考えられる．

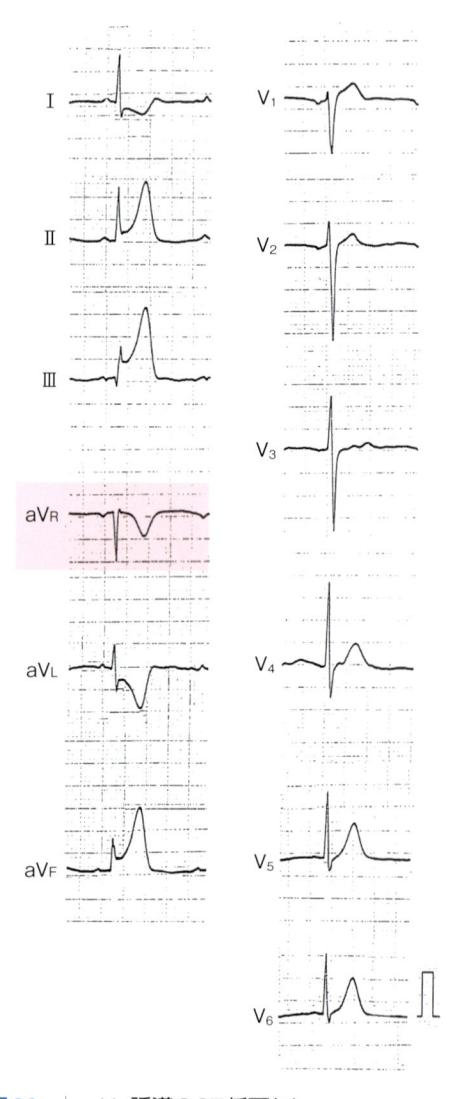

図32a aVR誘導のST低下なし
右冠動脈の近位部閉塞例，CK最高値1,478mU/ml．
（文献28より引用）

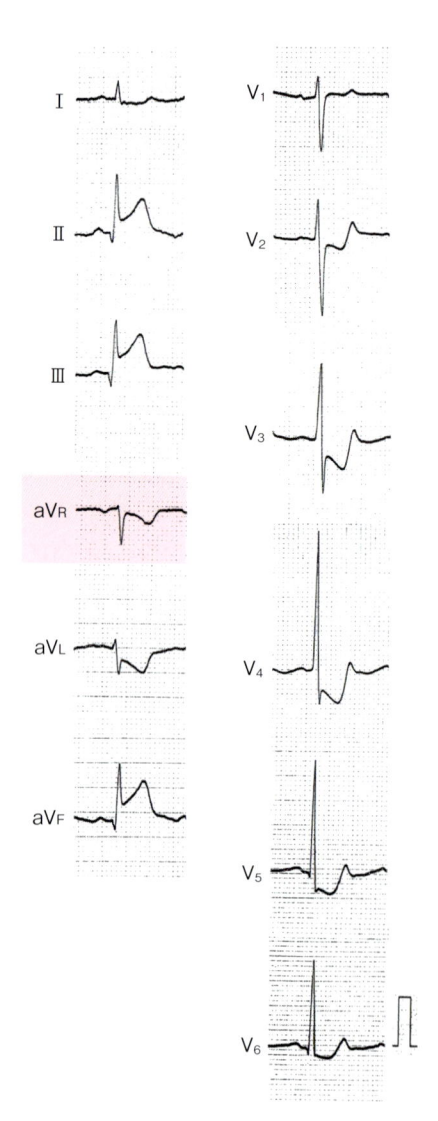

図32b aVR誘導のST低下≦1.0 mm
右冠動脈の遠位部閉塞例，CK最高値2,540mU/ml．
（文献28より引用）

6. 急性下壁梗塞

図32c 急性下壁梗塞におけるaV_R誘導のST低下度と梗塞サイズとの関係
aV_R誘導のST低下が高度な程，梗塞サイズは大きい．（文献28より引用改変）

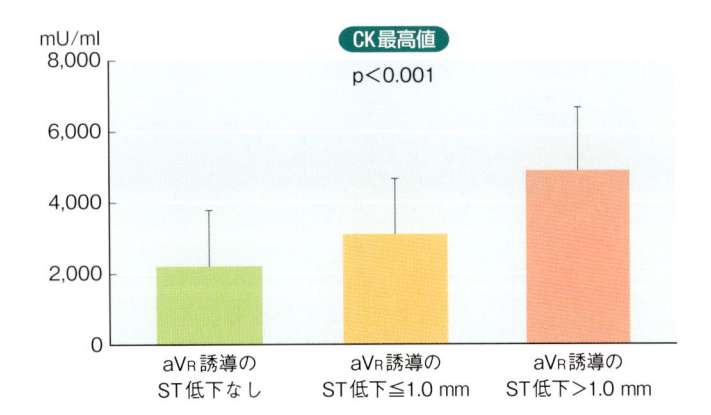

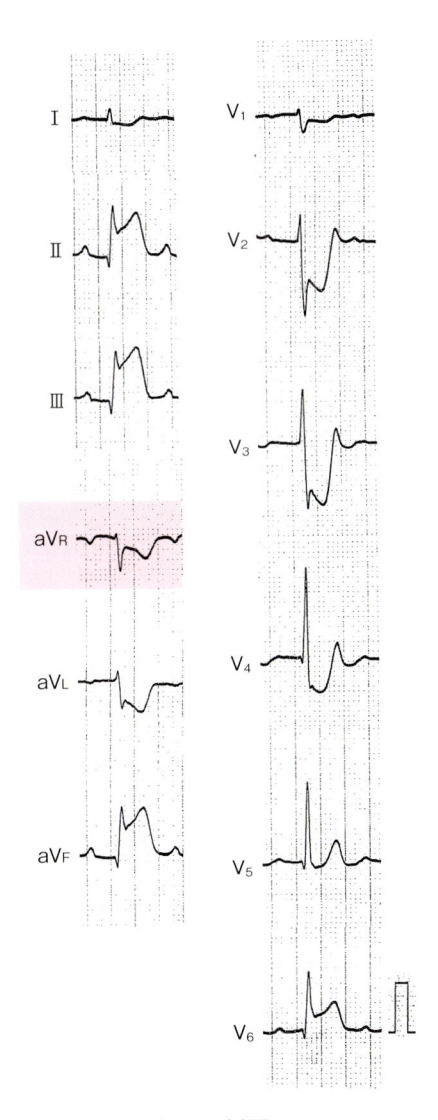

図32d aV_R誘導のST低下＞1.0mm
右冠動脈の遠位部閉塞例，CK最高値5,570mU/ml．
（文献28より引用）

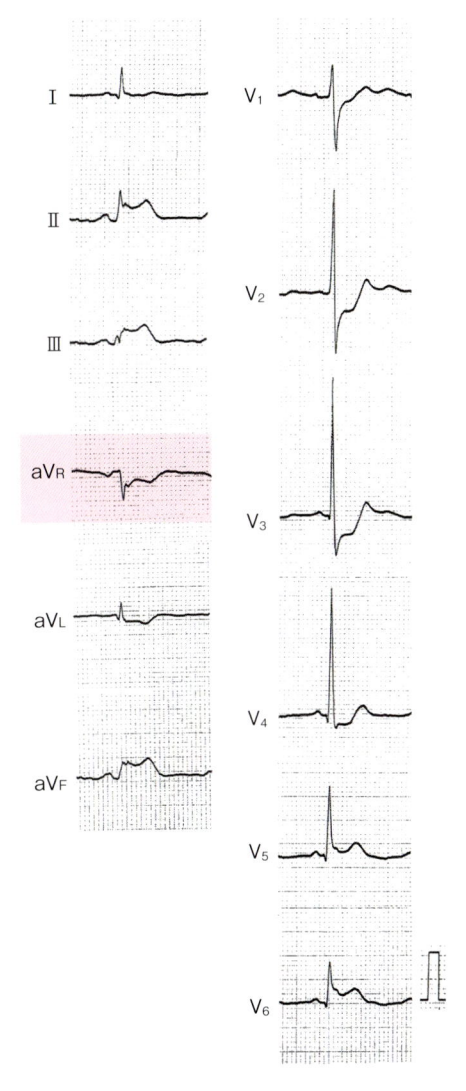

図32e aV_R誘導のST低下＞1.0mm
左回旋枝の近位部閉塞例，CK最高値7,784mU/ml．
（文献28より引用）

49

急性下壁梗塞発症早期に合併する完全房室ブロックの臨床的意義

我々は急性下壁梗塞発症早期に合併する完全房室ブロック complete atrioventricular block (cAVB) の臨床的意義を検討した[29,30]。発症6時間以内に再灌流した急性下壁梗塞94例で，入院時cAVB合併をした19例で硫酸アトロピン投与で洞調律に戻ったのは3例で，残る16例中12例は再灌流直後に，4例は1時間以内に洞調律に戻り，再灌流自体により速やかに洞調律に復した[29]。この検討でcAVB合併の有無で梗塞サイズに差はなく，次に我々はcAVB合併時の心房レートに着目し検討した．

発症6時間以内に再灌流した急性下壁梗塞111例を，入院時cAVB合併の有無で分け，さらにcAVB合併例は心房レートの遅い例と速いに亜分類し臨床像を比較した（図33，表4）[30]．cAVB合併例で心房レートの速い例と遅い例では，両者ともリスクエリアが広かったが，梗塞サイズは前者が大きいのに対し後者は小さかった．cAVBの発生機序として，迷走神経の過緊張，房室結節の虚血，虚血・壊死心筋から放出されるアデノシンの関与などがあげられている．cAVB合併時の心房レートの遅い例では梗塞前狭心症を高率に認めプレコンディショニング効果の関与が示唆された．虚血プレコンディショニングの重要なメディエーターであるアデノシンは洞結節の自動能と房室伝導を抑制する．一方，心房レートの速い例では高度な心筋傷害に対する交感神経活性の亢進の関与が示唆された．発症早期のcAVB合併例の臨床像は必ずしも一様ではないと考えられる．

注）今回我々が検討したのは急性下壁梗塞発症早期に合併するcAVBであり，発症後数日経過してから合併するcAVBとは発生機序が異なることに留意する．

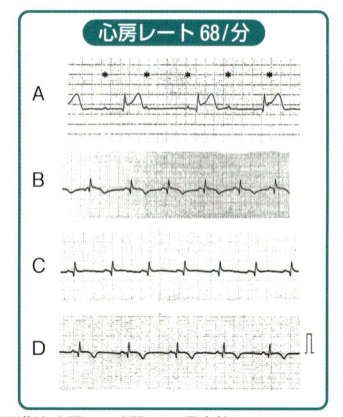

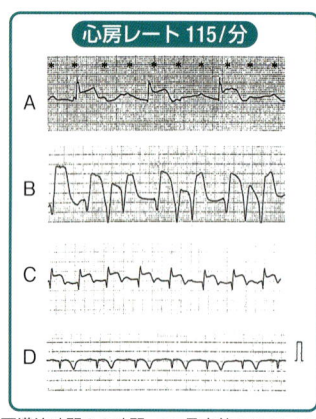

図33 | 急性下壁梗塞完全房室ブロック合併時の心房レートの遅い例と速い例の比較

A：再灌流前，B：再灌流直後，C：再灌流1時間後，D：退院時．＊はP波を示す．（文献30より引用）

再灌流時間4.0時間，CK最高値2,094mU/ml

再灌流時間3.8時間，CK最高値6,257mU/ml

表4 | 完全房室ブロック合併の有無による臨床像の違い

	cAVB非合併 (n=86)	cAVB合併 心房レート≦75 bpm (n=13)	cAVB合併 心房レート＞75 bpm (n=12)
梗塞発症前24時間以内の狭心症	29%	85%*	25%
II, III, aVF, V$_{5-6}$誘導のST上昇度(mm)	9.7±5.6	8.0±3.7*	16.0±11.0*
右冠動脈近位部閉塞	55%	69%	84%
Angiographic distribution score[#]	0.5±0.2	0.7±0.1*	0.7±0.1*
CK最高値(mU/ml)	2,903±1,654	1,818±919*	3,781±1,587*

[#]冠動脈造影上の右冠動脈の灌流域を示す指標，*p<0.05 vs cVAB非合併

7 急性後壁梗塞

　12誘導心電図には左室後壁に直接面する誘導がないため，左回旋枝閉塞による急性後壁梗塞の診断が難しい（図34）．そこで考案されたのが左室後壁に面した背側部誘導（V_{7-9}誘導）[31]であり，急性後壁梗塞の診断に役立つ（図35）．日本循環器学会のガイドライン[5]では12誘導心電図で診断できない場合に急性後壁梗塞を除外するために背側部誘導を記録することを推奨している．急性心筋梗塞患者の約4％は背側部誘導（V_{7-9}誘導）でのみST上昇を認めるとされ，このような例では背側部誘導（V_{7-9}誘導）を記録しないとST上昇型急性心筋梗塞と診断できず治療法を誤ることになる．12誘導心電図でST上昇を認めない場合でも背側部誘導（V_{7-9}誘導）でST上昇を認めれば再灌流療法の適応となる．

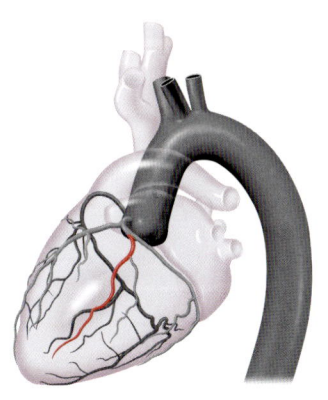

図34 ｜ 左回旋枝閉塞

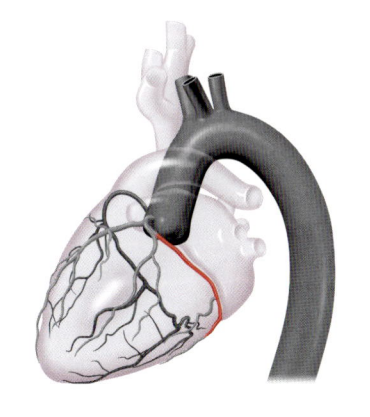

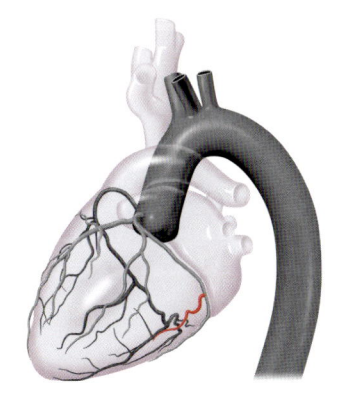

図35 ｜ 背側部誘導（V_{7-9}誘導）
12誘導心電図では捉えられない左室後壁の虚血診断に有用である．

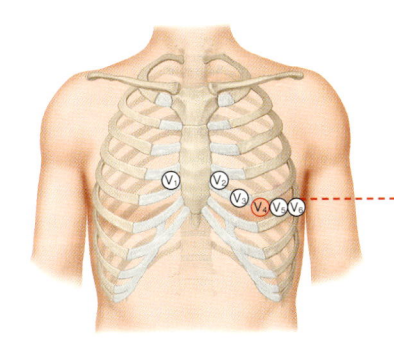

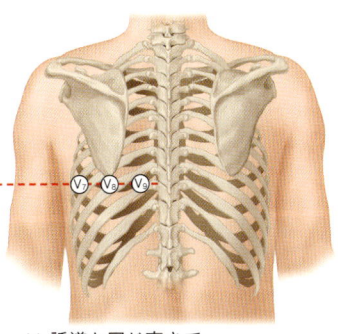

V_4誘導と同じ高さで
V_7誘導は後腋窩線との交点，
V_8誘導は左肩甲骨中線との交点，
V_9誘導は脊椎左縁との交点につける

症例に学ぶ心電図診断のポイント

後壁梗塞を見落とさないために背側部（V_{7-9}）誘導を記録する

[症例1]

図36は，発症2時間後の急性後壁梗塞の心電図である．12誘導心電図でST上昇は明らかでないが，V_{7-9}誘導ではST上昇を認める．緊急冠動脈造影では左回旋枝近位部の完全閉塞を認め，冠インターベンションを行った．

解説

この症例の左回旋枝の灌流域は左室後壁に限局していたため，12誘導心電図でST上昇が明らかでなかったと考えられる．左室後壁でSTが上昇すると，理論上は対側性変化によりV_{2-3}誘導を中心に前胸部誘導でSTが低下することになる．しかし，この症例はV_4誘導で軽度のST低下を認めるに過ぎない．もともと前胸部誘導のSTレベルが上昇している例では（8頁参照），対側性変化によるST低下がマスクされる可能性が考えられる．よく見るとV_{2-3}誘導ではJ点からT波までが直線状になっていて正常ST-Tではなく，対側性変化による影響が推測されるが，この所見で急性後壁梗塞と診断するのは難しく，診断には背側部（V_{7-9}）誘導の記録が役立つ．

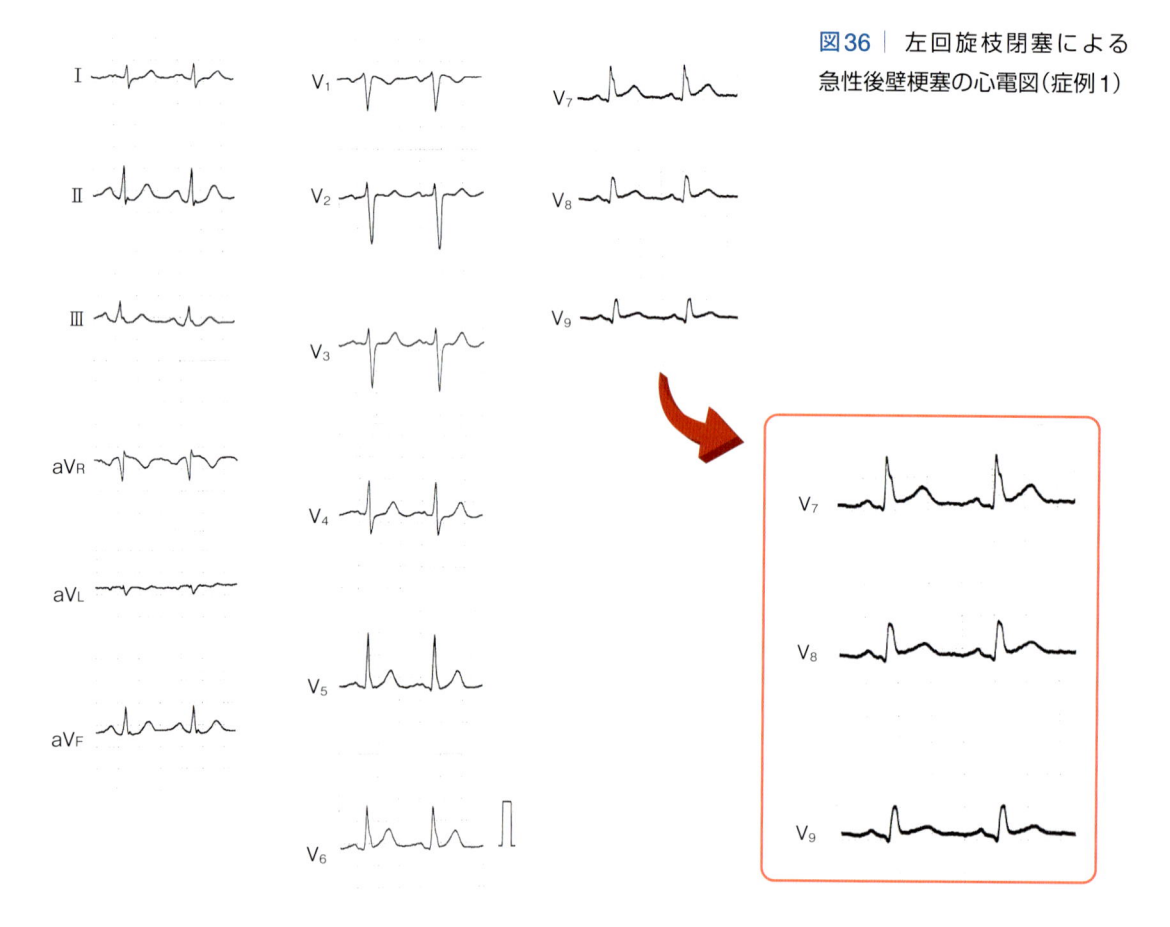

図36 | 左回旋枝閉塞による急性後壁梗塞の心電図（症例1）

7. 急性後壁梗塞

[症例2]

75歳男性．胸部症状はなかったが突然意識が朦朧とし30分後に救急搬送された．受診時，血圧72/40mmHg，脈拍50/分．12誘導心電図ではST上昇は認めなかったが，背側部誘導（V7-9誘導）でST上昇を認めた（図37a）．緊急冠動脈造影（図37b）では左回旋枝近位部の完全閉塞（図中矢印）を認め，冠インターベンションを行った．

解説

この症例は，灌流域の広い左回旋枝の近位部閉塞例で重症例である．しかし，12誘導心電図では左室後壁のST上昇に対する対側性変化としてのST低下しか認めず，背側部誘導を記録しなければ非ST上昇型急性冠症候群と診断されてしまう危険もある．ST上昇の存在は再灌流療法施行を決定する重要な所見であり，急性後壁梗塞における背側部（V7-9）誘導記録の重要性が示唆される1例である．

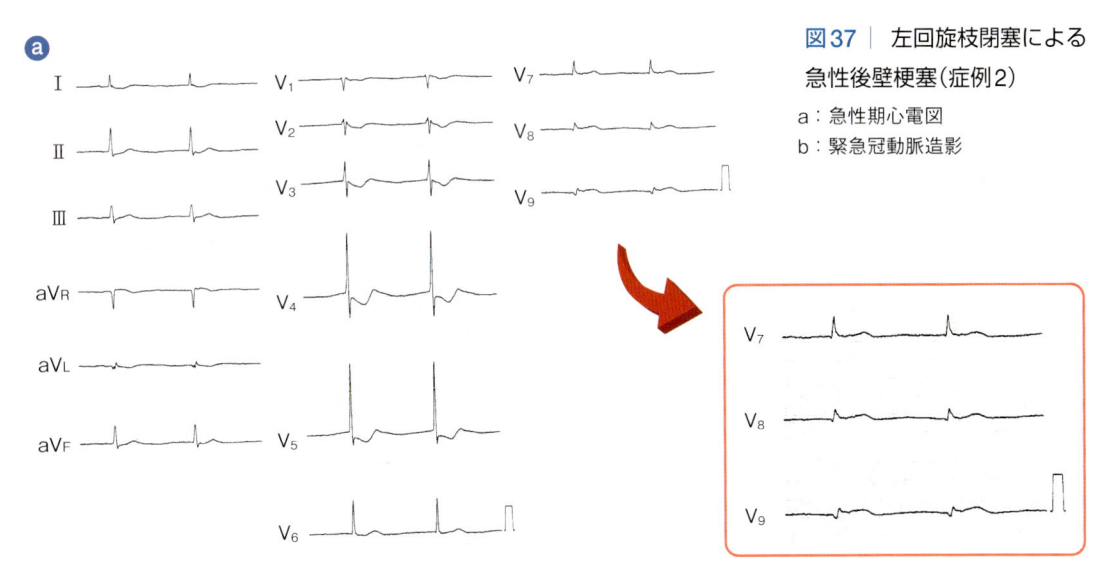

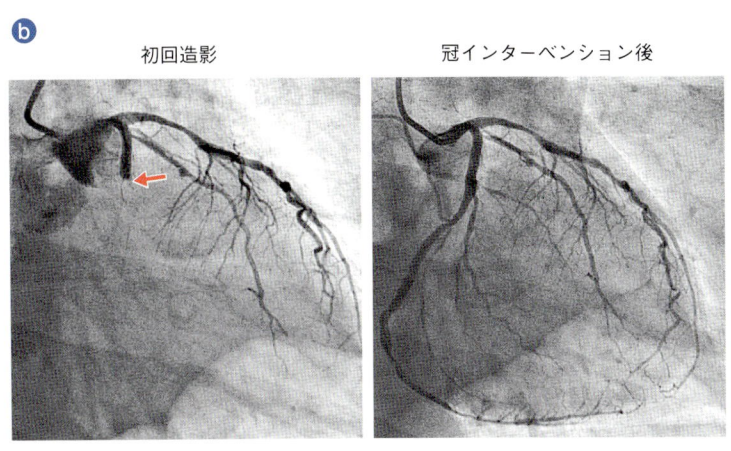

図37 | 左回旋枝閉塞による急性後壁梗塞（症例2）
a：急性期心電図
b：緊急冠動脈造影

II ST上昇型急性心筋梗塞

8 急性側壁梗塞

　左回旋枝や左前下行枝から分枝する対角枝の閉塞による急性側壁梗塞は12誘導心電図で梗塞部位を捉えにくく心電図診断が難しい．左室側壁に面するI, aV_L, V_{5-6}誘導でST上昇を認めるが（図38a），軽度な変化で見逃されることが少なくない．

−150° aV_R誘導
−30° aV_L誘導（上位側壁）
0° I誘導（下位側壁）
＋30° −aV_R誘導（心尖部寄り左室下側壁）
＋120° III誘導（右下壁）
＋90° aV_F誘導
＋60° II誘導（左下壁）

対角枝
鈍縁枝

側壁梗塞では，I, aV_L, V_{5-6}誘導でST上昇を認める

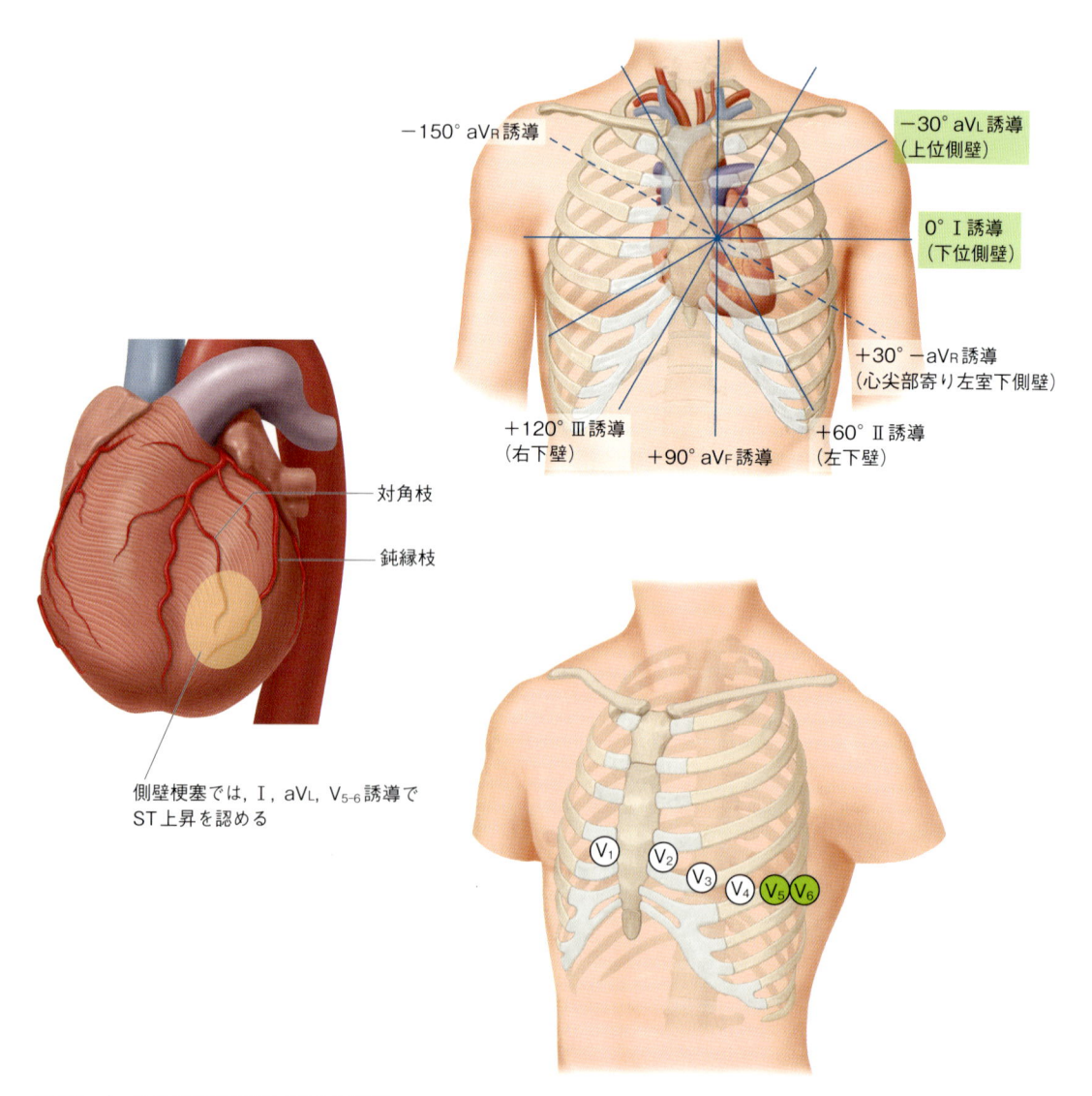

図38a｜急性側壁梗塞のST上昇部位

症例に学ぶ心電図診断のポイント

1 側壁誘導のST上昇は意識して心電図を見ないと見逃がす

図38bに対角枝閉塞による急性側壁梗塞の心電図を示す.

解説

この症例は，緊急冠動脈造影で対角枝の完全閉塞を認めた（図38c）．急性期心電図では，Ⅰ，aV_L，V_{5-6}誘導でST上昇を認めるが軽度の変化であり，急性側壁梗塞と診断するのは難しい．"わずかのST上昇を見落としていないか"と意識して心電図を診ることが大切である．

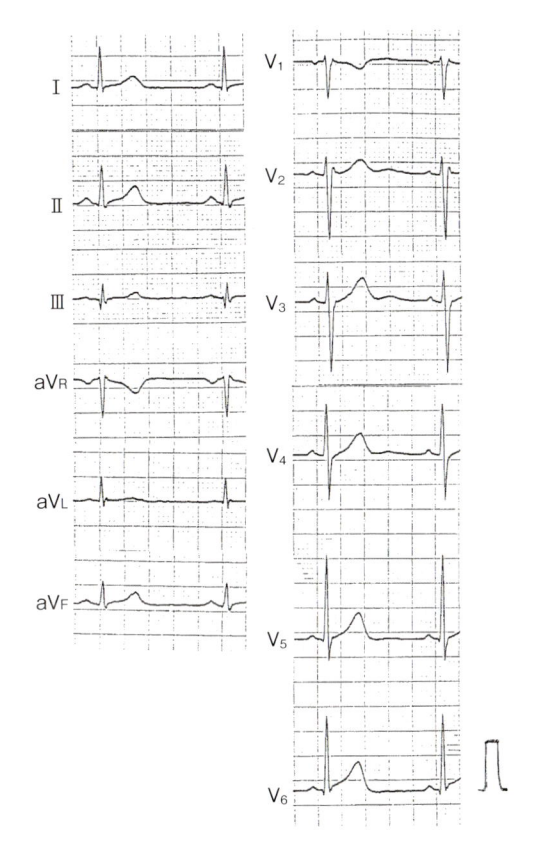

図38b | 対角枝閉塞による急性側壁梗塞の心電図

図38c | 対角枝閉塞による急性側壁梗塞の冠動脈造影所見
対角枝の完全閉塞（図中矢印）を認める．

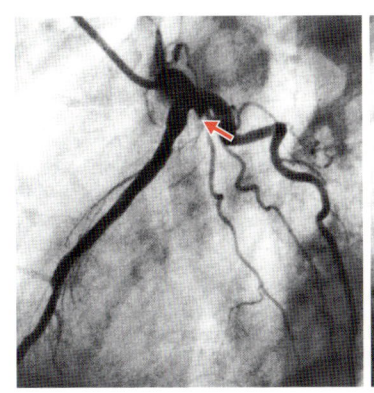

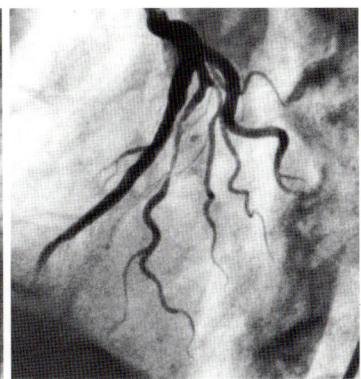

再灌流前　　　再灌流後

2 心筋虚血の程度が軽度である場合, low voltage の場合は心電図診断が難しい

57歳男性．数時間前から前胸部の重苦しい感じ，冷汗が出現し改善しないため受診．受診時心電図（図39a 左）で異常はないと診断され，経過観察入院となった．入院後しばらくして胸部症状は消失したが，3日後モニター心電図（図39b）で房室ブロックを認めたため12誘導心電図（図39a 右）が記録された．急性下壁梗塞と診断され冠動脈造影検査を施行し，右冠動脈近位部の完全閉塞（図39c 左上），左冠動脈からの良好な側副路を認めた（図39c 下）．

解説

結果的に考えると，受診時心電図（図39a 左）ではⅡ，Ⅲ，aV_F 誘導でSTが上昇していたことになるが，これを診断するのは容易ではない．この症例は側副路が発達しており，このため心筋虚血の程度が軽度でST上昇が軽度であったことに加え，肢誘導がlow voltageだったためにST上昇を診断するのが難しかったと考えられる．

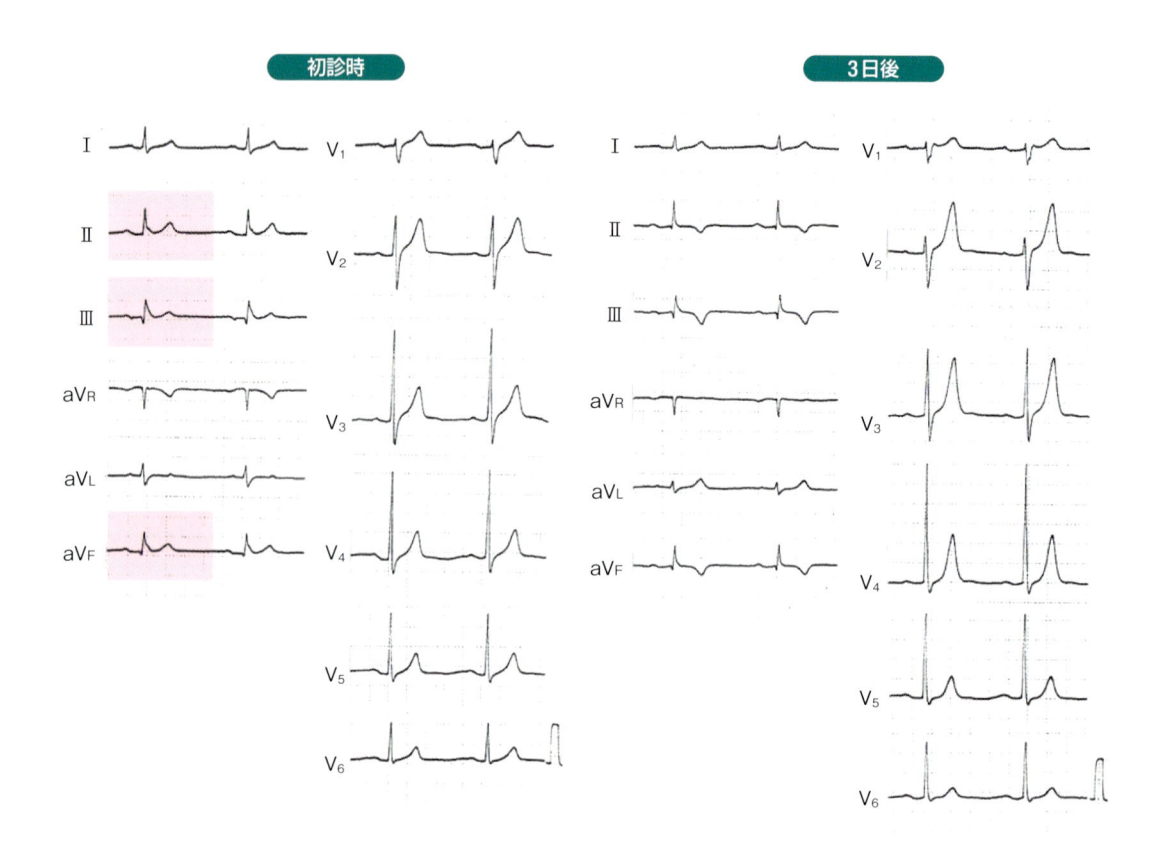

図39a｜心電図変化

8. 急性側壁梗塞

図39b　モニター心電図（3日後）

血栓像あり
右冠動脈近位部で完全閉塞

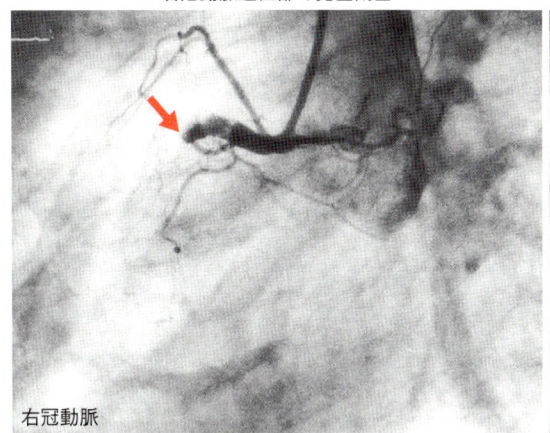

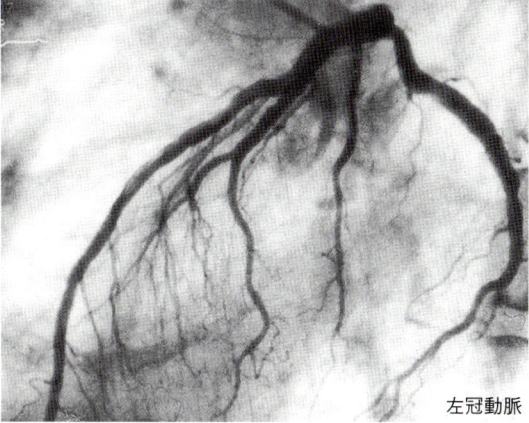

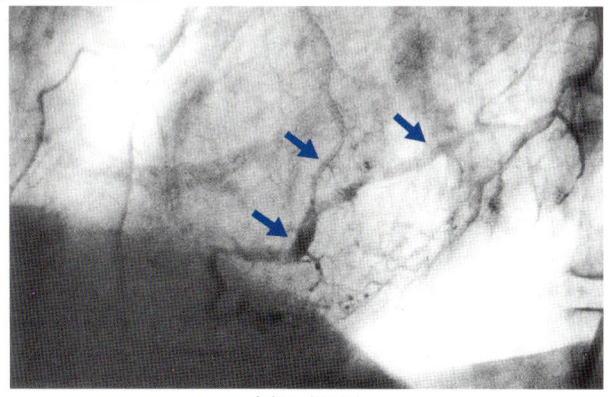

右冠動脈

左冠動脈

良好な側副路

図39c　冠動脈造影所見

MEMO
● **心電図診断のピットホール**

　前述のように，急性後壁および側壁梗塞は心電図診断が難しい．また心筋虚血が軽度な場合，多枝閉塞や心筋梗塞の既往のある場合も心電図診断が難しい．特に後者は重症で診断を誤ると致死的病態に陥る危険があり注意を要する．

2 多枝閉塞や心筋梗塞の既往のある場合は心電図診断が難しい

心筋梗塞の既往がある57歳男性が，息苦しさを訴え血圧70mmHgとショック状態で来院した時の心電図（図40a左）である．幅の広いQRS，Ⅱ，Ⅲ，aV_F，V_{3-4}誘導に異常Q波を認めるが，ST上昇は明らかでない．

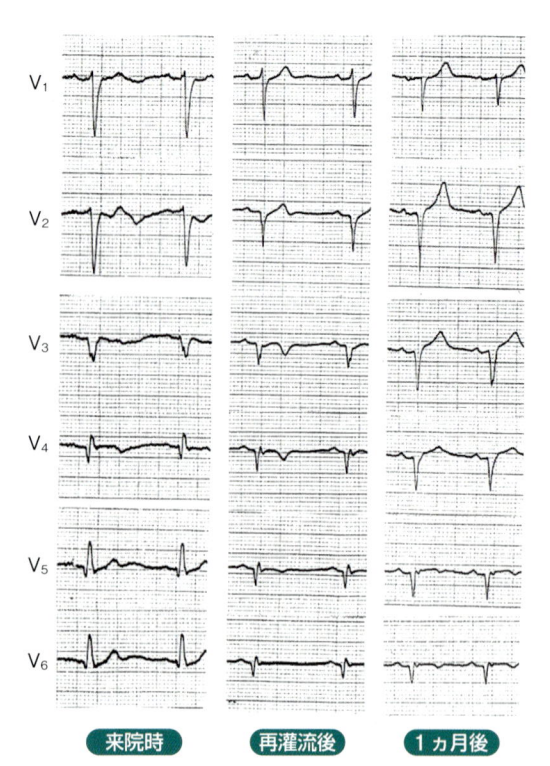

緊急冠動脈造影では，右冠動脈（図40b左上矢印），左前下行枝，左回旋枝（図40b右上矢印，左下図）の主要冠動脈3枝すべての近位部に完全閉塞を認めた．血栓溶解療法施行後に梗塞責任血管である左回旋枝の再灌流が得られ（図40b右下矢印），同時に右冠動脈，左前下行枝への側副路が造影された．1ヵ月後の心電図（図40a右）では，Ⅱ，Ⅲ，aV_F，V_{1-6}誘導で広範に異常Q波を認める．

解説

本症例は，右冠動脈と左前下行枝の2枝に良好な側副路を供給していた左回旋枝が閉塞し，結果的に主要冠動脈3本が同時に閉塞した超重症例であった．左室前壁，下壁，後壁のすべての虚血が同時に生じたことになるが，急性期の心電図診断は非常に難しい．ST偏位は明らかでなく，重度の心筋傷害による心室内伝導障害を反映した幅の広いQRSが唯一の所見ともいえる．再灌流後（図40a中央）には虚血が改善しQRS幅は狭くなっている．

再梗塞例では心電図変化が軽度あるいは明らかでない場合も少なくない．また多枝閉塞で同時に複数の心筋虚血が存在すると，互いにST変化を打ち消し合うため診断が難しくなる．しかし，いずれの場合も重症度が高く，診断・治療が遅れると致死的病態に陥る危険があり注意を要する．

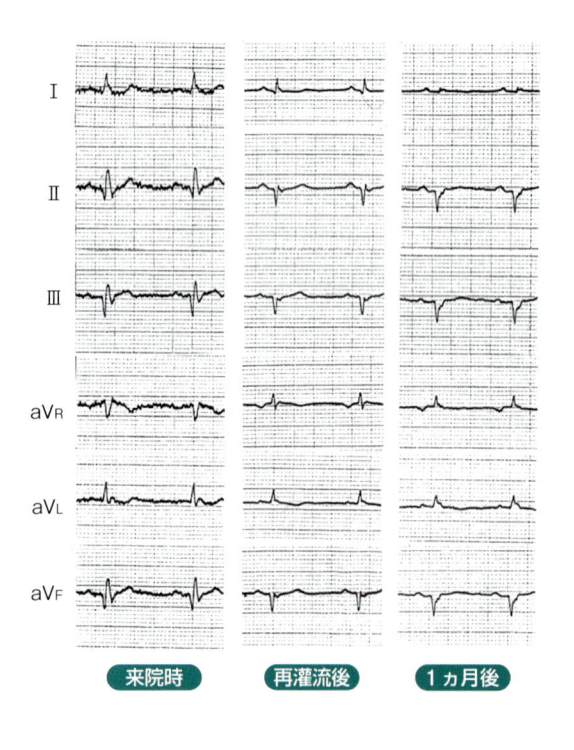

図40a 心電図変化

8. 急性側壁梗塞

図40b │ 緊急冠動脈造影所見

右冠動脈近位部（左上図青矢印）と左前下行枝（右上図青矢印）の慢性完全閉塞の症例で，左回旋枝近位部（右上図赤矢印）の急性閉塞を認めた．血栓溶解療法後に左回旋枝の再灌流（右下図赤矢印）が得られ，同時に右冠動脈，左前下行枝への側副路が造影された．

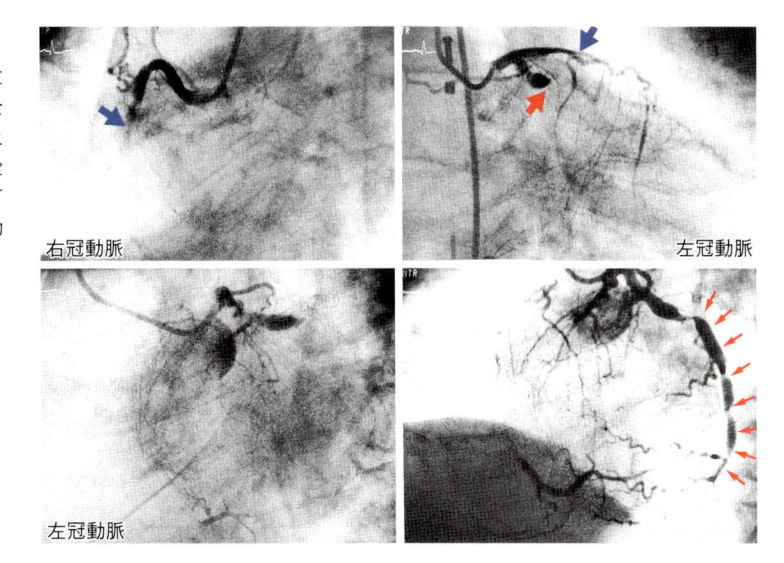

右冠動脈　　左冠動脈

左冠動脈

●文献

1) Wagner, GS et al：AHA/ACCF/HRS recommendations for the standardization and interpretation of the electrocardiogram：part Ⅵ：acute ischemia/infarction：a scientific statement from the American Heart Association Electrocardiography and Arrhythmias Committee, Council on Clinical Cardiology；the American College of Cardiology Foundation；and the Heart Rhythm Society. Endorsed by the International Society for Computerized Electrocardiology. J Am Coll Cardiol 2009；53：1003-1011
2) Surawicz, B et al：Prevalence of male and female patterns of early ventricular repolarization in the normal ECG of males and females from childhood to old age. J Am Coll Cardiol 2002；40：1870-1876
3) Ezaki, K et al：Gender differences in the ST segment：effect of androgen-deprivation therapy and possible role of testosterone. Circ J 2010；74：2448-2454
4) Thygesen, K et al：Third universal definition of myocardial infarction. Circulation 2012；126：2020-2035
5) 循環器病の診断と治療に関するガイドライン，ST上昇型急性心筋梗塞の診療に関するガイドライン（2013年改訂版），http://www.j-circ.or.jp/guideline/pdf/JCS2013_kimura_h.pdf（2015年3月閲覧）
6) Wagner, GS et al：AHA/ACCF/HRS recommendations for the standardization and interpretation of the electrocardiogram：part Ⅵ：acute ischemia/infarction：a scientific statement from the American Heart Association Electrocardiography and Arrhythmias Committee, Council on Clinical Cardiology；the American College of Cardiology Foundation；and the Heart Rhythm Society：Endorsed by the International Society for Computerized Electrocardiology. Circulation 2009；119：e262-e270
7) 循環器病の診断と治療に関するガイドライン（2011年度合同研究班報告）．非ST上昇型急性冠症候群の診療に関するガイドライン（2012年改訂版）http://www.j-circ.or.jp/guideline/pdf/JCS2012_kimura_h.pdf（2015年3月閲覧）
8) Kosuge, M et al：Clinical implications of electrocardiograms for patients with anterior wall ST-segment elevation acute myocardial infarction in the interventional era. Circ J 2012；76：32-40
9) Engelen, DJ et al：Value of the electrocardiogram in localizing the occlusion site in the left anterior descending coronary artery in acute anterior myocardial infarction. J Am Coll Cardiol 1999；34：389-395
10) Kosuge, M et al：ST-segment depression in lead aV$_R$ predicts predischarge left ventricular dysfunction in patients with reperfused anterior acute myocardial infarction with anterolateral ST-segment elevation. Am Heart J 2001；142：51-57
11) Kosuge, M et al：Differences between men and women in clinical features of ST-segment elevation acute myocardial infarction. Circ J 2006；70：222-226
12) Wimalaratna, HS et al："Tombstoning" of ST segment in acute myocardial infarction. Lancet 1993；342：496
13) Kosuge, M et al：Value of ST-segment elevation pattern in predicting infarct size and left ventricular function at discharge in patients with reperfused acute anterior myocardial infarction. Am Heart J 1999；137：522-527
14) Wong, CK et al：Initial Q waves accompanying ST-segment elevation at presentation of acute myocardial infarction and 30-day mortality in patients given streptokinase therapy：an analysis from HERO-2. Lancet 2006；367：2061-2067
15) Armstrong, PW et al：Baseline Q-wave surpasses time from symptom onset as a prognostic marker in ST-segment elevation myocardial infarction patients treated with primary percutaneous coronary intervention. J Am Coll Cardiol 2009；53：1503-1509

16) Selvester, RH et al：The Selvester QRS scoring system for estimating myocardial infarct size. The development and application of the system. Arch Intern Med 1985；145：1877-1881
17) Kosuge, M et al：High QRS score on admission strongly predicts impaired myocardial reperfusion in patients with a first anterior acute myocardial infarction. Circ J 2011；75：626-632
18) Kurisu, S et al：Time course of electrocardiographic changes in patients with tako-tsubo syndrome：comparison with acute myocardial infarction with minimal enzymatic release. Circ J 2004；68：77-81
19) Mitsuma, W et al：Serial electrocardiographic findings in women with Takotsubo cardiomyopathy. Am J Cardiol 2007；100：106-109
20) Kosuge, M et al：Electrocardiographic findings of takotsubo cardiomyopathy as compared with those of anterior acute myocardial infarction. J Electrocardiol 2014；47：684-689
21) Kosuge, M et al：Simple and accurate electrocardiographic criteria to differentiate takotsubo cardiomyopathy from anterior acute myocardial infarction. J Am Coll Cardiol 2010；55：2514-2516
22) Ogura, R et al：Specific findings of the standard 12-lead ECG in patients with 'Takotsubo' cardiomyopathy：comparison with the findings of acute anterior myocardial infarction. Circ J 2003；67：687-690
23) Inoue, M et al：Differentiation between patients with takotsubo cardiomyopathy and those with anterior acute myocardial infarction. Circ J 2005；69：89-94
24) Tamura, A et al：A new electrocardiographic criterion to differentiate between Takotsubo cardiomyopathy and anterior wall ST-segment elevation acute myocardial infarction. Am J Cardiol 2011；108：630-633
25) Braat, SH et al：Value of electrocardiogram in diagnosing right ventricular involvement in patients with an acute inferior wall myocardial infarction. Br Heart J 1983；49：368-372
26) Kosuge, M et al：New electrocardiographic criteria for predicting the site of coronary artery occlusion in inferior wall acute myocardial infarction. Am J Cardiol 1998；82：1318-1322
27) Kosuge, M et al：Implications of ST-segment elevation in leads V_5 and V_6 in patients with reperfused inferior wall acute myocardial infarction. Am J Cardiol 2012；109：314-319
28) Kosuge, M et al：ST-segment depression in lead aV_R：a useful predictor of impaired myocardial reperfusion in patients with inferior acute myocardial infarction. Chest 2005；128：780-786
29) Kimura, K et al：Comparison of results of early reperfusion in patients with inferior wall acute myocardial infarction with and without complete atrioventricular block. Am J Cardiol 1999；84：731-733
30) Kosuge, M et al：Clinical features of patients with reperfused inferior wall acute myocardial infarction complicated by early complete atrioventricular block. Am J Cardiol 2001；88：1187-1191
31) Agarwal, JB et al：Importance of posterior chest leads in patients with suspected myocardial infarction, but nondiagnostic, routine 12-lead electrocardiogram. Am J Cardiol 1999；83：323-326

第Ⅲ章

非ST上昇型急性冠症候群

　非ST上昇型急性冠症候群の病態は幅広いスペクトルを有し，高リスク例では心筋梗塞や死亡などの心事故を発症早期に生じうる．このため個々の症例ごとに早期に的確なリスク評価を行い，これに基づき治療方針を速やかに決定する必要がある．心電図は，まず最初に行われる検査であり，その場ですぐに情報が得られ迅速な初期リスク評価が可能である（ただし心電図に異常がないという理由で急性冠症候群の可能性を否定することはできないことを忘れてはならない）．また経時的に心電図を記録することで急性冠症候群の病態の変化も評価することが可能である．

III 非ST上昇型急性冠症候群

1 ST低下

　ST低下は非貫壁性虚血（心内膜下虚血）の代表的な心電図所見であるが，貫壁性虚血時の対側性変化としてのST低下の場合もあることに留意する（図1）．一般的に，右冠動脈，左前下行枝，左回旋枝のどの冠動脈に狭窄病変が存在しても，ST低下は多くの場合，V_{4-6}誘導を中心に認める（図1，2）．この理由としてR波の高さとST低下の程度は比例関係にありR波の高いV_{4-6}誘導を中心にST低下を認めるという説もあるが，正確な機序は明らかでない．

> **ポイント**
> ST上昇型急性心筋梗塞ではST上昇を認める誘導から閉塞している冠動脈を推測できるが，非ST上昇型急性冠症候群ではST低下を認める誘導から狭窄のある冠動脈を推測するのは難しい．

　非ST上昇型急性冠症候群において，ST低下の存在は多枝病変と関連し，予後不良の強力な予測因子とされている[1～4]．軽度（0.5mm）のST低下でも予後不良と関連し[3]，軽視してはならない．ST上昇発作と異なりST低下発作の心電図で虚血の部位診断をするのは難しい．しかし，ST低下が高度なほど，ST低下を認める誘導数が多いほど[1～4]，また症状出現[4]や薬物治療後[5]にST低下が遷延するほど高度な虚血を反映し，予後不良を示唆する所見である．ST低下は単にその有無だけでなく，程度，拡がり，時間的な変化を評価することでさらなるリスク層別が可能となる．

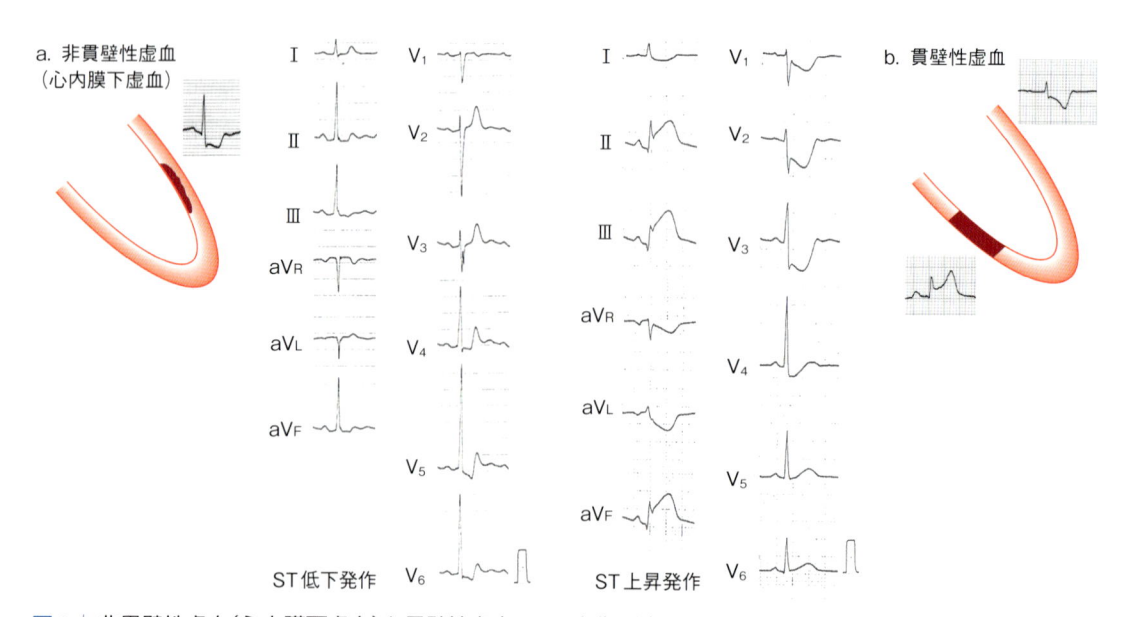

図1 | 非貫壁性虚血（心内膜下虚血）と貫壁性虚血のST変化の違い
a：虚血が心内膜下にとどまる非貫壁性虚血（心内膜下虚血）の場合，虚血部位にかかわらずV_{4-6}誘導を中心にSTが低下する．
b：虚血が心内膜から心外膜にかけて全層性に及ぶ貫壁性虚血の場合，貫壁性虚血が生じた左室部位に面した誘導でSTが上昇する．同時に対側に位置する誘導では，対側性変化（reciprocal change）としてSTが低下する．

2 aVR誘導のST上昇

　日常診療ではaVR誘導を除いた"11誘導"心電図で診断されることが多い．"非ST上昇型"急性冠症候群という定義自体も"心電図でST上昇を認めない"急性冠症候群とされ，aVR誘導のST偏位は考慮されていない（このためaVR誘導でST上昇を認めても他の誘導でST上昇を認めなければ，非ST上昇型急性冠症候群と診断される）(**図2**)．しかし，左主幹部・多枝病変の重症冠動脈病変例の診断には，aVR誘導のST上昇が他の誘導のST低下よりも有用であり，また強力な予後不良の予測因子であることが示されている[1, 6~13]．

　aVR誘導以外の11の誘導は心臓を取り巻くように位置しているのに対し，aVR誘導だけは心臓と特殊な位置関係にある．aVR誘導は右肩の方向から心臓を眺める位置にあり，ST上昇型急性心筋梗塞の場合は左室心基部の貫壁性虚血を反映する．しかし，非ST上昇型急性冠症候群の場合はどこにも（左室心基部にも）貫壁性虚血は存在せず，aVR誘導は左室内腔を覗き込む誘導として別名"cavity lead"と呼ばれ，左室心内膜側の非貫壁性虚血を反映する(**図3**)．

　左主幹部や多枝の高度狭窄例では左室心内膜側に広範に虚血を生じる．これにより広範なST低下を生じるが，aVR誘導には直接ST上昇として反映される(**図2，3**)．心電図は，aVR誘導も含めた"12誘導"で診断することで診断能が向上する．

図2 | **重症左主幹部・3枝病変の心電図**

いずれの症例も心電図では広範なST低下とaVR誘導のST上昇を認める．
左：緊急冠動脈造影で，左主幹部・左前下行枝近位部・左回旋枝近位部に各々75%狭窄，右冠動脈遠位部の完全閉塞を認めた．（文献7より引用）
右：緊急冠動脈造影で，左主幹部の90%狭窄を認めた．（文献10より引用）

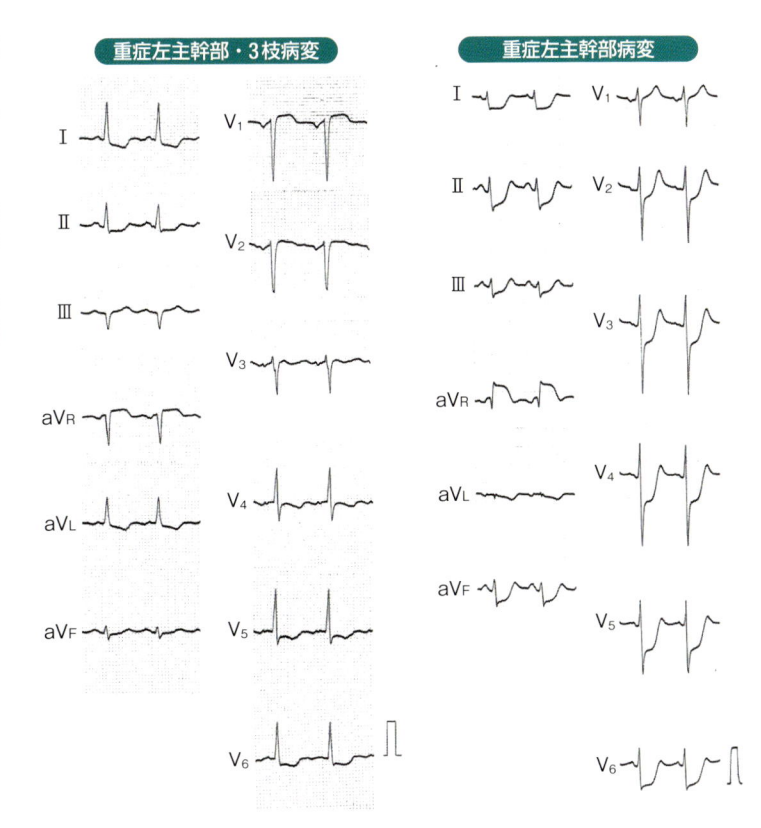

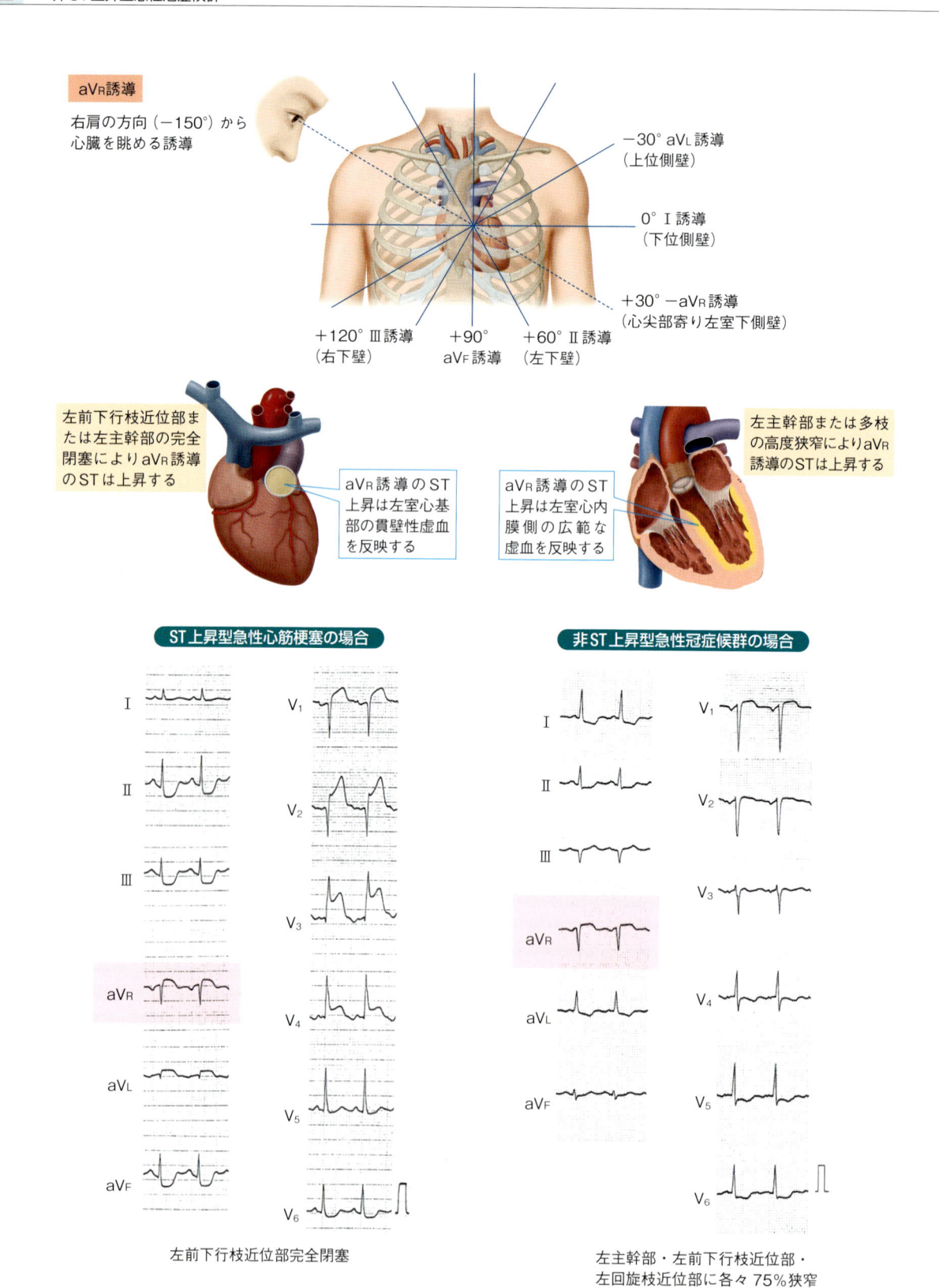

図3 aV_R誘導のST上昇 − ST上昇型急性心筋梗塞 vs 非ST上昇型急性冠症候群 −（文献7，14より引用）

2. aVR誘導のST上昇

重症左主幹部・3枝病変例の判別指標

非ST上昇型急性冠症候群では，早期の抗血小板療法（アスピリンとクロピドグレルの投与）が推奨されている．しかし，クロピドグレル投与後5日以内に冠動脈バイパス手術が行われると出血性リスクが増加するとされており，冠動脈バイパス手術施行前は少なくとも5日間はクロピドグレルを投与しないことが望ましい．冠動脈バイパス手術を必要とする例にクロピドグレルを投与してしまうとすぐに手術を行うことが難しくなる．このため冠動脈バイパス手術を必要とする重症例は，クロピドグレルを投与せずに早期に冠動脈造影検査を行い治療方針を決定することが望まれる．

我々は，入院中に冠動脈造影を施行した非ST上昇型急性冠症候群572例で，冠動脈病変上，緊急で冠動脈バイパス手術を必要とする可能性が高い重症左主幹部・3枝病変（LM/3VD）を入院時の臨床指標で簡便に判別する方法を検討した[10]．LM/3VDの中で，LMに75％以上の狭窄を有する場合あるいは3VDで左前下行枝近位部に90％以上の狭窄を認め，かつ左回旋枝，右冠動脈のいずれかあるいは両者の近位部に90％以上の狭窄を有する場合に重症LM/3VDと定義した（図4a）．重症LM/3VD例の頻度は9.6％であり，緊急冠動脈バイパス手術の施行率は46％であった．LM/3VD例でも重症LM/3VDでなければ緊急冠動脈バイパス手術の施行率は2％と低率で，非LM/3VD例と同率であった．重症LM/3VDの有意な予測因子は，入院時のaVR誘導のST上昇（1.0mm以上）と心筋トロポニンT陽性で，前者のほうが判別能は良好であった（図4b）．しかし，aVR誘導のST上昇の重症LM/3VD判別の正の予測率は56％であり，決して高くはない．一方で負の予測率は98％と良好であり，入院時心電図でaVR誘導の1.0mm以上のST上昇を認めなければ重症LM/3VDを強く否定でき，緊急冠動脈バイパス手術の適応である可能性は低く，クロピドグレル投与の安全性は高いといえる．

左主幹部病変

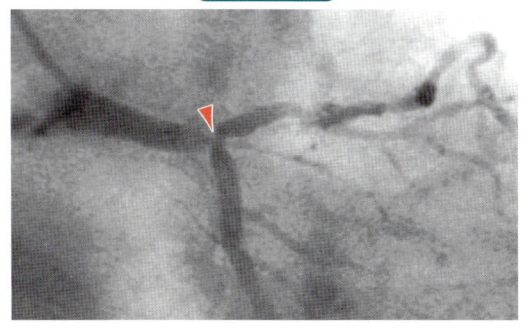

左主幹部90％狭窄

3枝病変

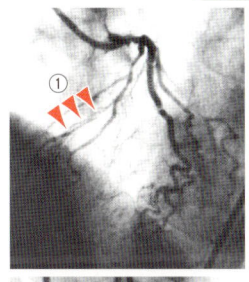

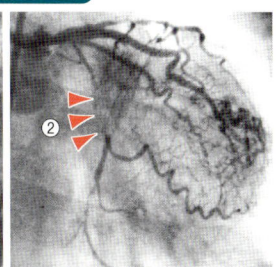

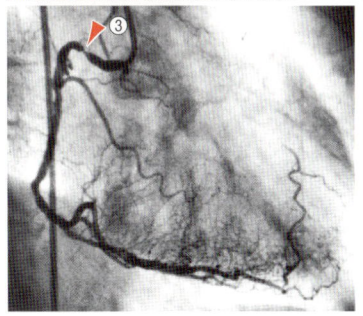

① 左前下行枝90％狭窄
② 左回旋枝99％狭窄
③ 右冠動脈90％狭窄

図4a｜重症左主幹部・3枝病変の冠動脈造影所見

■ aVR誘導のST上昇（1.0mm以上）
■ 心筋トロポニンT陽性

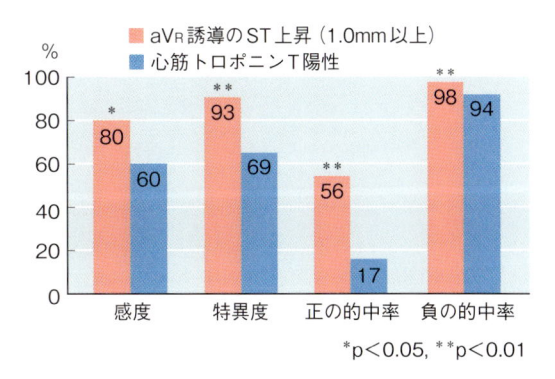

感度 80 / 60 *
特異度 93 / 69 **
正の的中率 56 / 17 **
負の的中率 98 / 94 **

$*p<0.05, **p<0.01$

図4b｜重症左主幹部・3枝病変の判別能の比較

3 陰性T波

陰性T波は，ST低下と並ぶ代表的な虚血性の心電図変化である．陰性T波を認める例は，ST低下例に比べ，有意狭窄病変のない（冠攣縮性狭心症を含む）あるいは1枝病変例が多く，予後は良好とされている[15]．ただし広範に（6誘導以上で）陰性T波を認める場合の予後は不良とされる[2, 16]．一般的に貫壁性虚血発作ではSTが上昇した誘導で，ST上昇の軽減とともに陰性T波が出現する[17]．このためST上昇と同様に陰性T波を認める誘導からも虚血部位・虚血責任血管の推定が可能である．

急性冠症候群患者で前胸部誘導を中心に陰性T波を認める場合，虚血責任冠動脈は左前下行枝と推測される（図5）．陰性T波が持続する不安定狭心症例では冠インターベンションによる血行再建後に左室前壁の壁運動異常が改善することが報告されており[19]，気絶心筋や交感神経の除神経との関連が示唆されている．

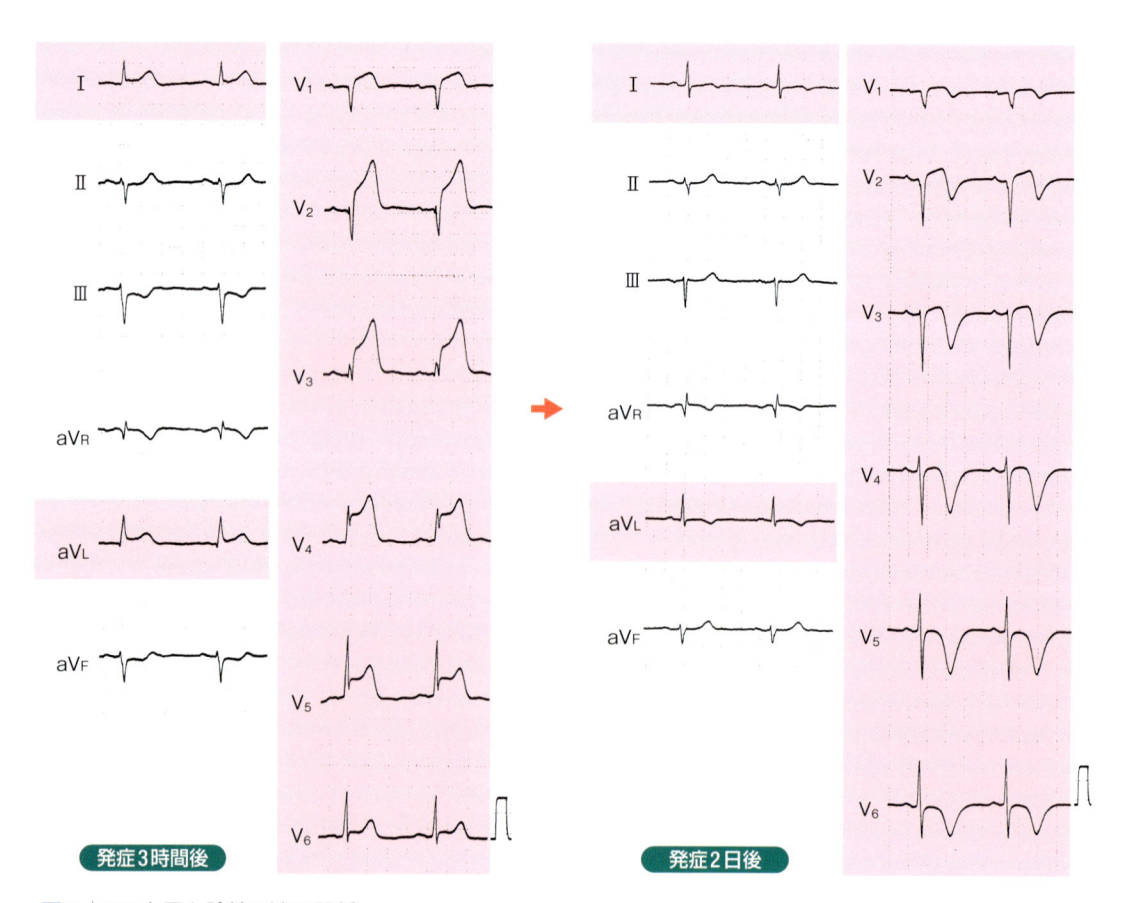

図5 ST上昇と陰性T波の関係

急性前壁梗塞発症3時間後（左）と2日後（右）の心電図である．急性期にSTが上昇した誘導で陰性T波が出現している．このように虚血責任血管が左前下行枝の場合，ST上昇発作後に前胸部誘導を中心に陰性T波を認める．（文献18, 20より引用）

前胸部誘導で陰性T波を認める循環救急疾患の心電図学的鑑別
― 左前下行枝を責任病変とする急性冠症候群，急性肺塞栓，たこつぼ型心筋症 ―

前胸部誘導で陰性T波を認める循環救急疾患として，前述（左頁参照）の左前下行枝病変の急性冠症候群があげられるが，急性肺塞栓でも重症例では前胸部誘導で陰性T波を認めることが知られている（急性肺塞栓症でST上昇を認めるのは院内発症など超急性期の例に限られる．このため，日常診療ではST上昇後の変化として陰性T波を認めることが多い）．また，たこつぼ型心筋症でも，急性期に前胸部誘導を中心にSTが上昇し，その後に陰性T波を認める．いずれの疾患も症状（胸部症状，息苦しさ，動悸など）が類似し，さらに心筋トロポニンの上昇を認めることがあり，鑑別に苦慮することが少なくない．これら三つの循環救急疾患の鑑別は治療法の決定に重要であり，適切な治療が予後を改善する．

我々は，症状出現後48時間以内に入院し，前胸部誘導（V_{1-4}誘導の2誘導以上）で陰性T波を認める左前下行枝を責任病変とする急性冠症候群198例，重症急性肺塞栓81例，たこつぼ型心筋症21例で，三者の心電図学的鑑別法を検討した（図6）[21]．

左前下行枝を責任病変とする急性冠症候群，急性肺塞栓，たこつぼ型心筋症で，心筋トロポニンT陽性例は45％，50％，86％（$p<0.01$），0.5mm以上のST低下を認める頻度は58％，33％，29％（$p<0.01$），最大陰性T波の深さは4.6，3.4，7.0mm（$p<0.01$），であった．

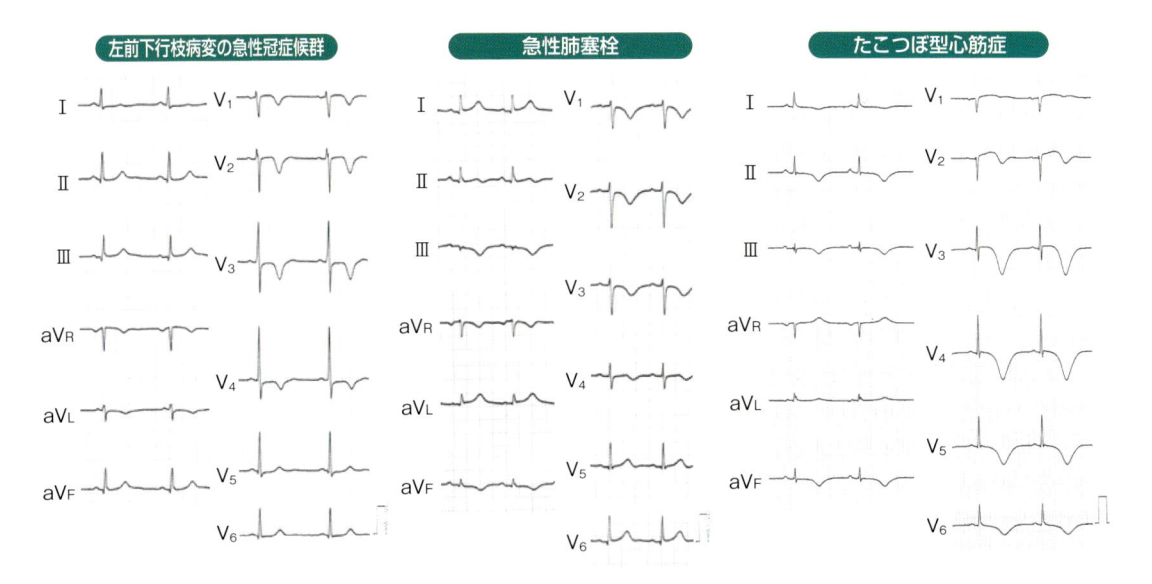

三者の心電図所見では陰性T波の分布が大きく異なり（図7，8），この違いが三者の鑑別に最も有用であった．急性肺塞栓の特徴は，Ⅲ誘導とV_1誘導でともに陰性T波を認めることであり，たこつぼ型心筋症の特徴は，aV_R誘導で陽性T波を認め（＝－aV_R誘導の陰性T波）V_1誘導で陰性T波を認めないこと（臨床的にはaV_R誘導とV_1誘導でともに陽性T波を認めることと考えれば良い）であり，各疾患の鑑別指標として最も有用であった．

図6 | 前胸部誘導の陰性T波（文献21より引用）

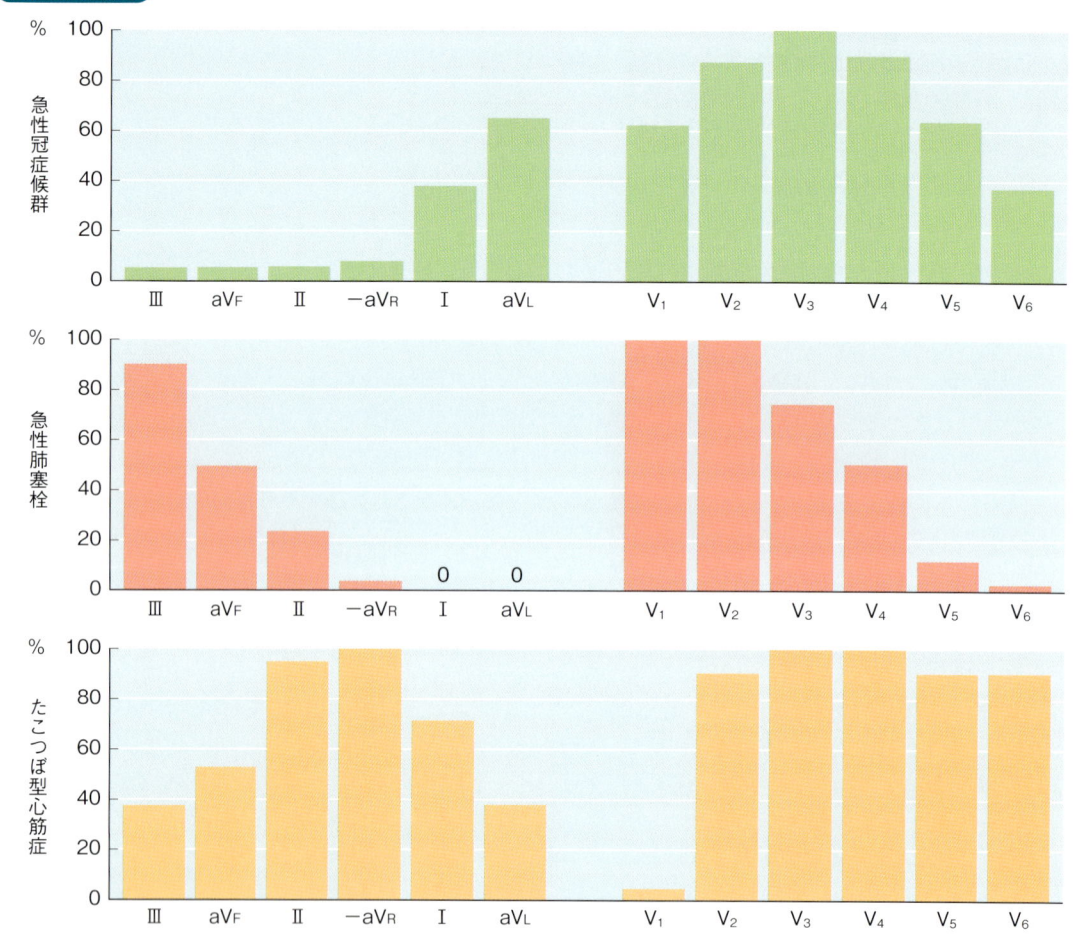

図7 | 陰性T波の分布

陰性T波は各々の疾患の病態を反映して分布する．左前下行枝病変の急性冠症候群の陰性T波は，肢誘導では上位側壁に面するaVL誘導を中心に，前胸部誘導では左室前中隔に面するV2-4誘導を中心に分布し，左前下行枝の灌流域を反映する．急性肺塞栓の陰性T波は，肢誘導では右室下面に面するⅢ誘導を中心に，前胸部誘導では右室前面に面する誘導V1-2を中心に分布し，右室圧負荷による右室拡大を反映する．たこつぼ型心筋症の陰性T波は，肢誘導，前胸部誘導ともに心尖部に面する誘導を中心に広範に分布し，心尖部を中心とした壁運動異常を反映する．（文献21より引用改変）

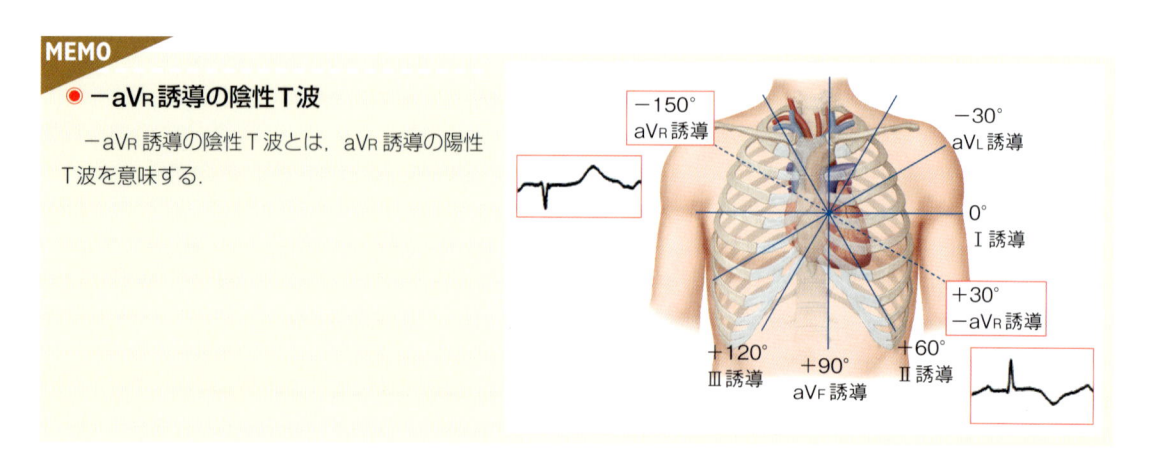

MEMO

● －aVR誘導の陰性T波

－aVR誘導の陰性T波とは，aVR誘導の陽性T波を意味する．

3. 陰性T波

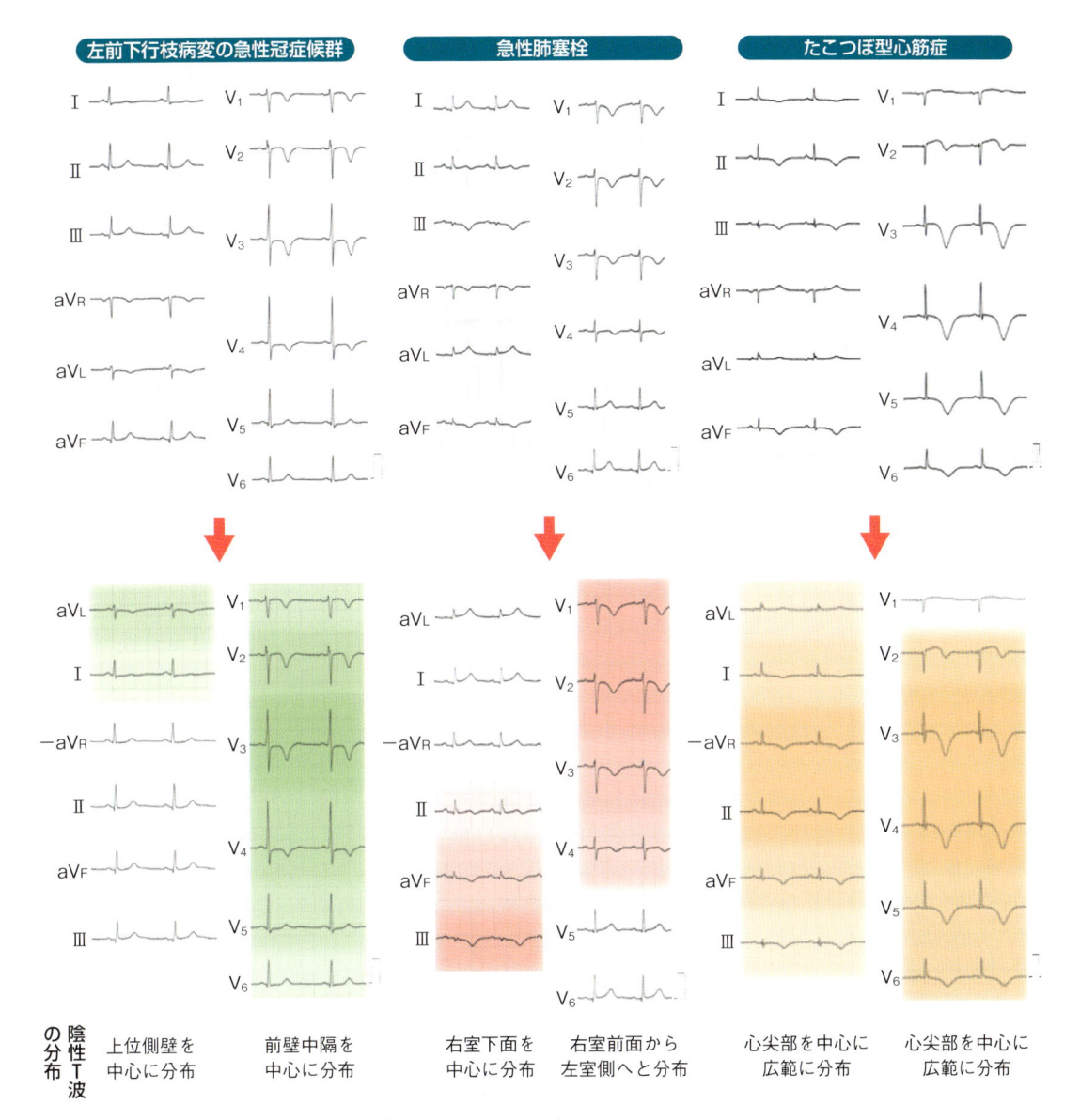

図8 | 陰性T波の分布－通常の肢誘導 vs Cabrera配列－
上段：通常の12誘導心電図，下段：肢誘導をCabrera配列に変更した心電図
肢誘導をCabrera配列に変更すると，3疾患の病態の差が陰性T波の分布に反映されていることが理解できる．
（文献21より引用）

III 非ST上昇型急性冠症候群

1 左前下行枝病変の急性冠症候群

陰性T波は，左前下行枝の灌流域を反映して分布し，肢誘導では上位側壁に面するaV_L誘導を中心に，前胸部誘導では左室前壁中隔に面するV$_{2-4}$誘導を中心に認める（図5〜10）[20, 21]．左前下行枝病変の急性冠症候群では，下壁誘導や−aV_R誘導で陰性T波を認める頻度は少ない．左前下行枝がこれらの誘導が面する領域まで灌流する（左室下壁まで灌流する"wrapped LAD"である）頻度が少ないためと推測される．

左前下行枝

Cabrera 配列
上位側壁に面するaV_L誘導で陰性T波を認める

通常の肢誘導

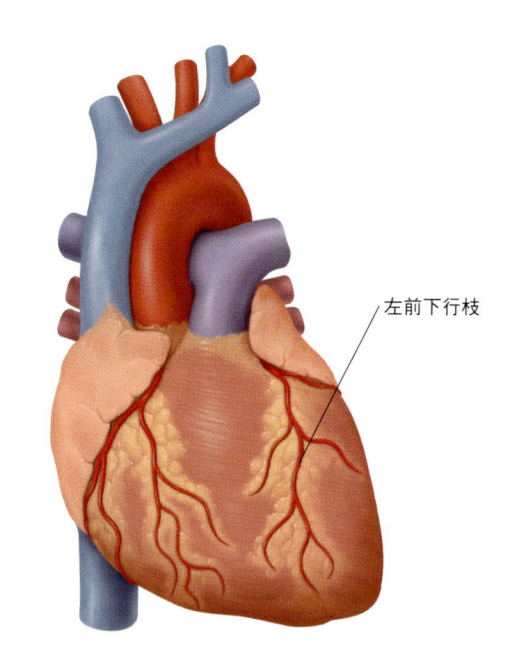

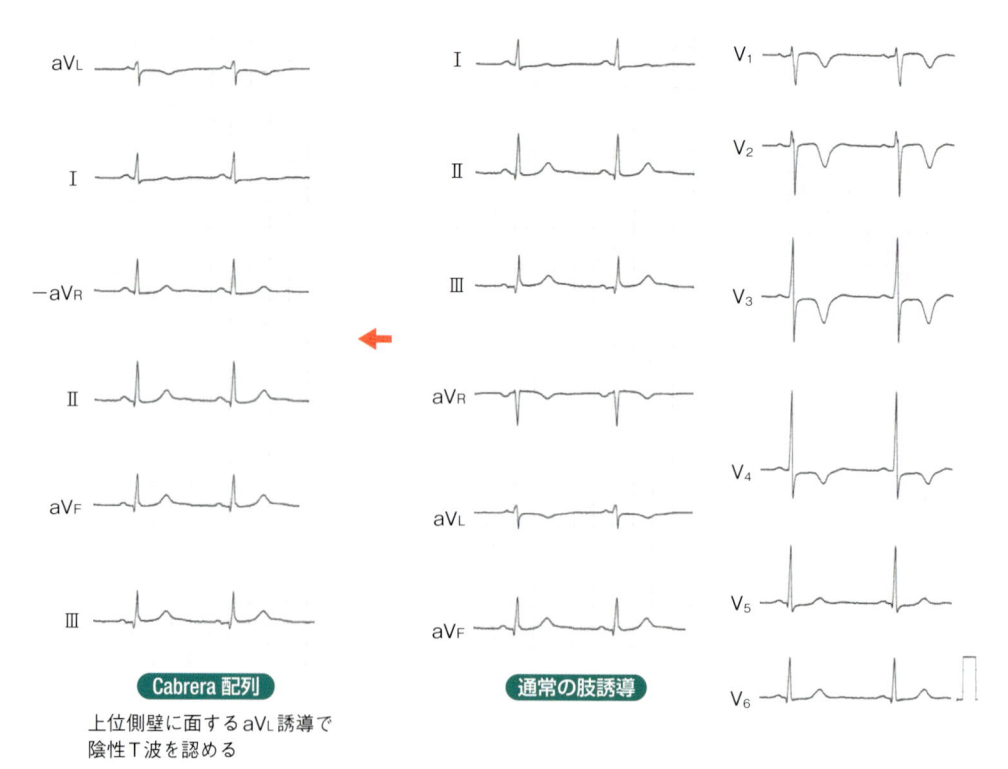

図9 | 左前下行枝病変の急性冠症候群の心電図−通常の肢誘導 vs Cabrera配列−（文献21より引用）

3. 陰性T波

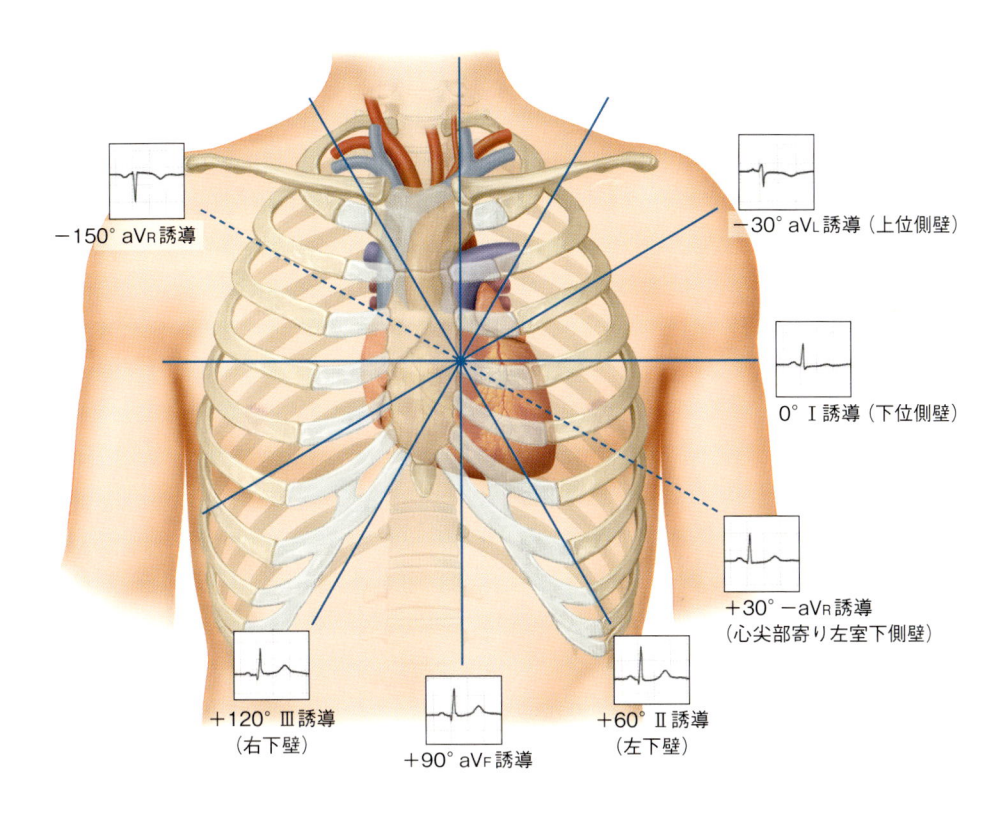

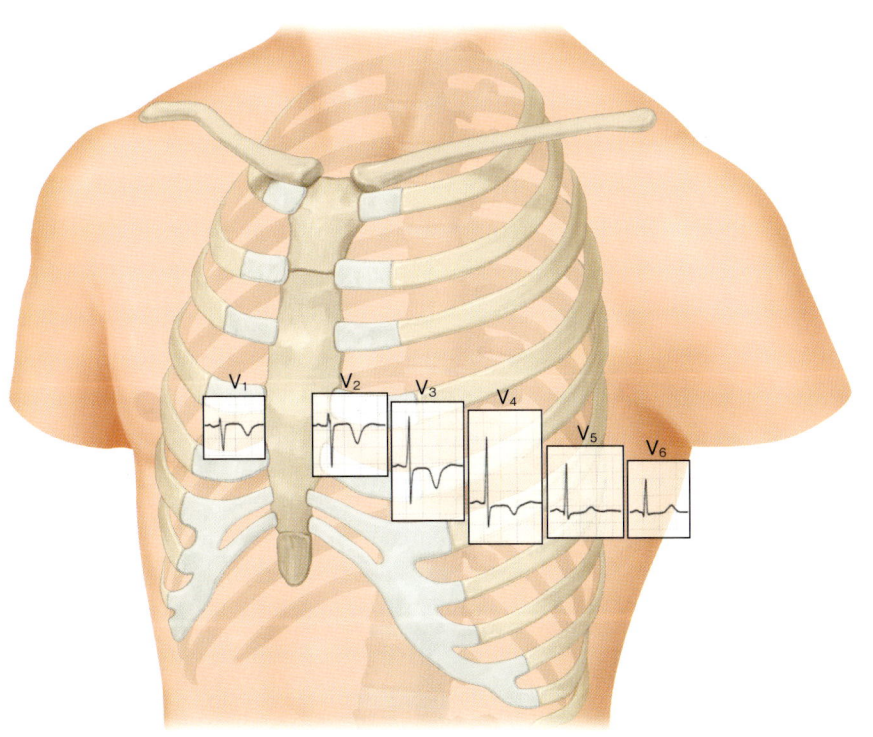

−150° aVR誘導

−30° aVL誘導（上位側壁）

0° Ⅰ誘導（下位側壁）

+30° −aVR誘導
（心尖部寄り左室下側壁）

+120° Ⅲ誘導
（右下壁）

+90° aVF誘導

+60° Ⅱ誘導
（左下壁）

V1 V2 V3 V4 V5 V6

図10 左前下行枝病変の急性冠症候群の陰性T波の分布
上：肢誘導で陰性T波は上位側壁に分布する．下：前胸部誘導で陰性T波は左室前壁中隔を中心に分布する．（文献21より引用改変）

71

2 急性肺塞栓

陰性T波は，急激な右室圧負荷と体血圧低下による右室の貫壁性虚血後の変化と推測され，右心負荷が高度になるほど陰性T波が広範に出現する．右室は左方へと拡張するため，陰性T波の分布は，肢誘導ではⅢ誘導→aV_F誘導→Ⅱ誘導の方向に（Ⅰ，aV_L誘導では陰性T波は認めず，これらの誘導が面する側壁領域にまで右室が拡張するような超重症例は生存する確率がきわめて低いと推測される），前胸部誘導ではV₁誘導からV₆誘導の方向へと及んでいく（図7，8，11〜13）.

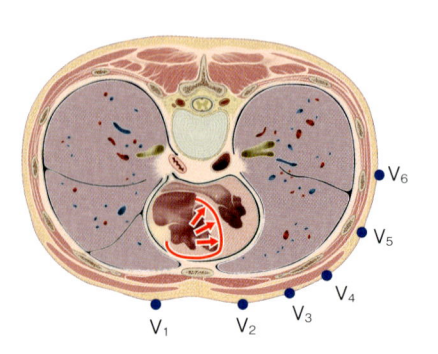

図11 急性肺塞栓の陰性T波の拡がり

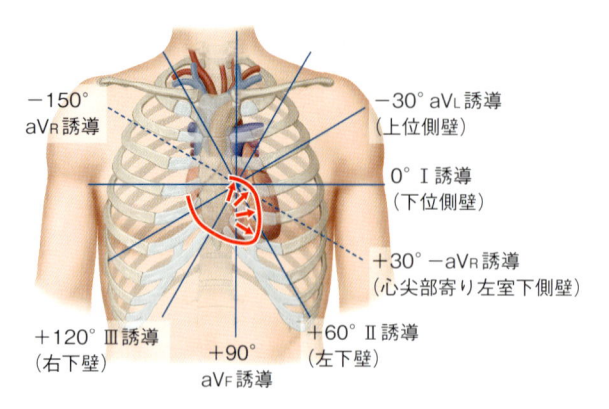

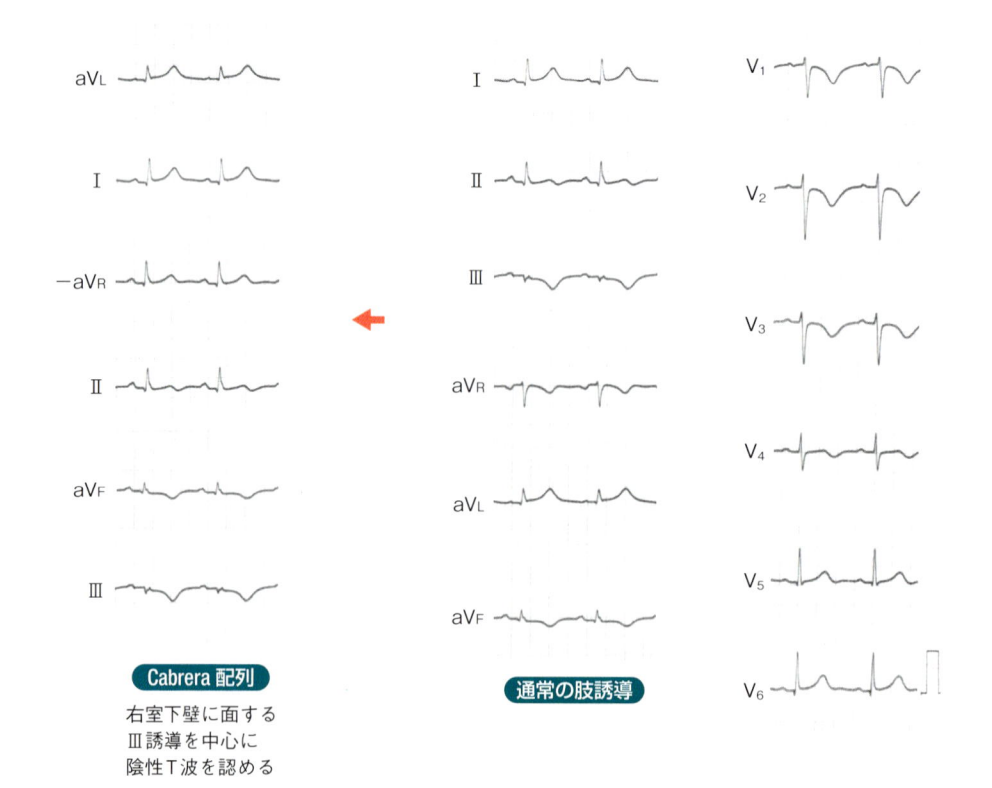

図12 急性肺塞栓の心電図－通常の肢誘導 vs Cabrera配列－（文献21より引用）

3. 陰性T波

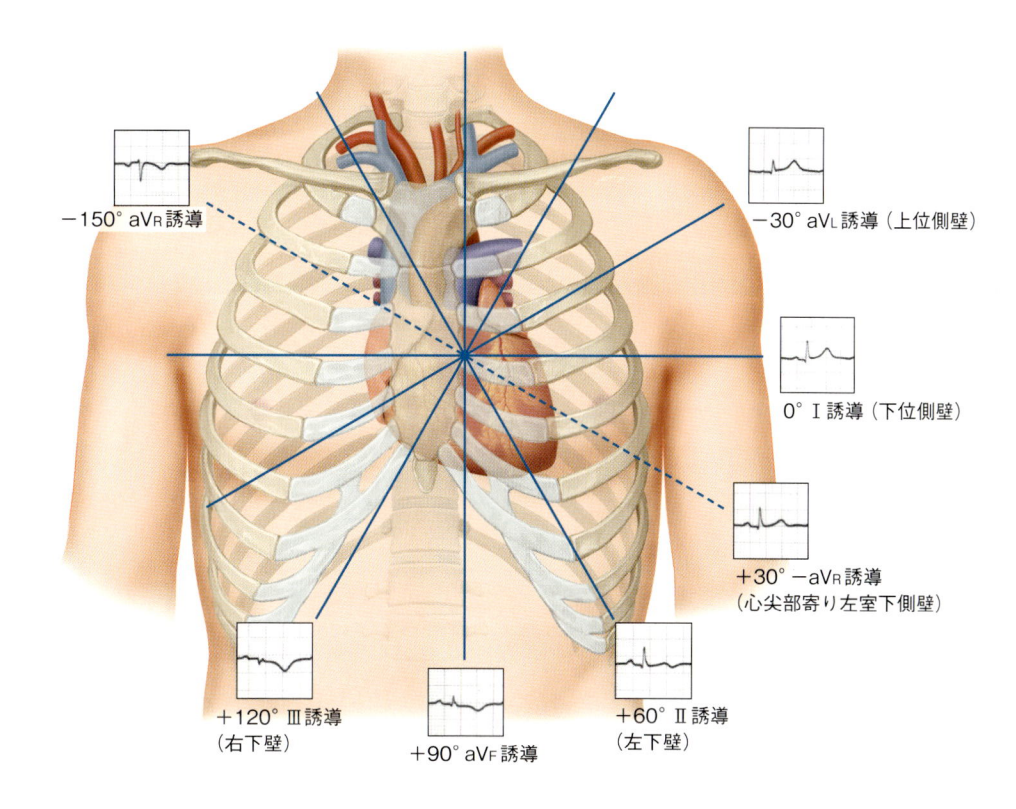

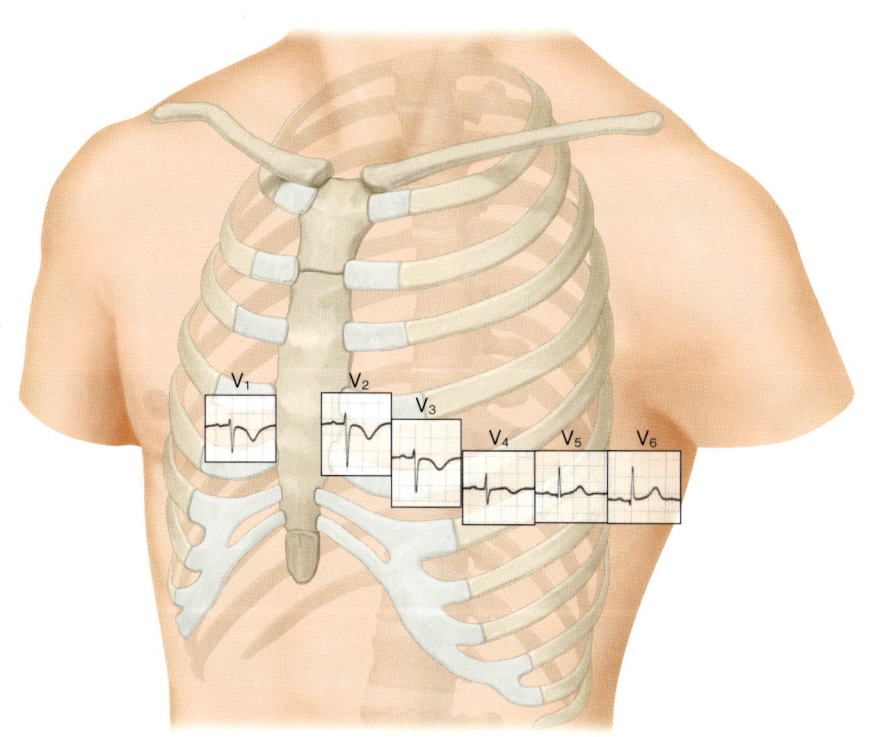

図13 急性肺塞栓の陰性T波の分布
上：肢誘導で陰性T波は右室下面を中心に分布する．下：前胸部誘導で陰性T波は右室前面を中心に分布する．(文献21より引用改変)

III 非ST上昇型急性冠症候群

3 たこつぼ型心筋症

陰性T波は，心尖部を中心とした壁運動異常を反映し，−aV_R誘導をはじめ心尖部領域に面する誘導を中心に分布する[20, 21]（図7, 8, 14〜16）. QT延長を伴った深い陰性T波が，1本の冠動脈の灌流域を超え，心尖部だけでなく前壁, 下壁に面する誘導にまで広範囲に認める. 前述のようにたこつぼ型心筋症の急性期心電図では，V_1誘導でST上昇を認めず−aV_R誘導でST上昇を認めることが特徴であった[18]. STが上昇した誘導で陰性T波が出現するので，亜急性期にはV_1誘導では陰性T波を認めず，−aV_R誘導では陰性T波（aV_R誘導の陽性T波に相当）を認めることになる. aV_R誘導で陽性T波を認めV_1誘導で陰性T波を認めない場合はたこつぼ型心筋症が強く疑われる.

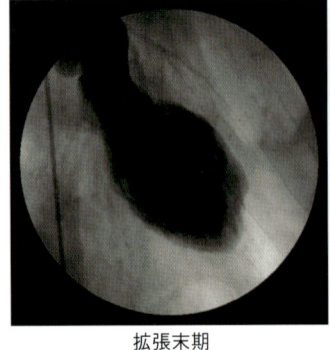

図14 | たこつぼ型心筋症の壁運動異常と陰性T波の関係

この部分では陰性T波を認めない
陰性T波は心尖部（赤丸部分）を中心とした1本の冠動脈の灌流域を越えた広範な壁運動異常（赤矢頭で示した部分）を反映して分布する

左室造影　拡張末期　収縮末期

Cabrera配列
心尖部に面する誘導を中心に陰性T波を認める

通常の肢誘導

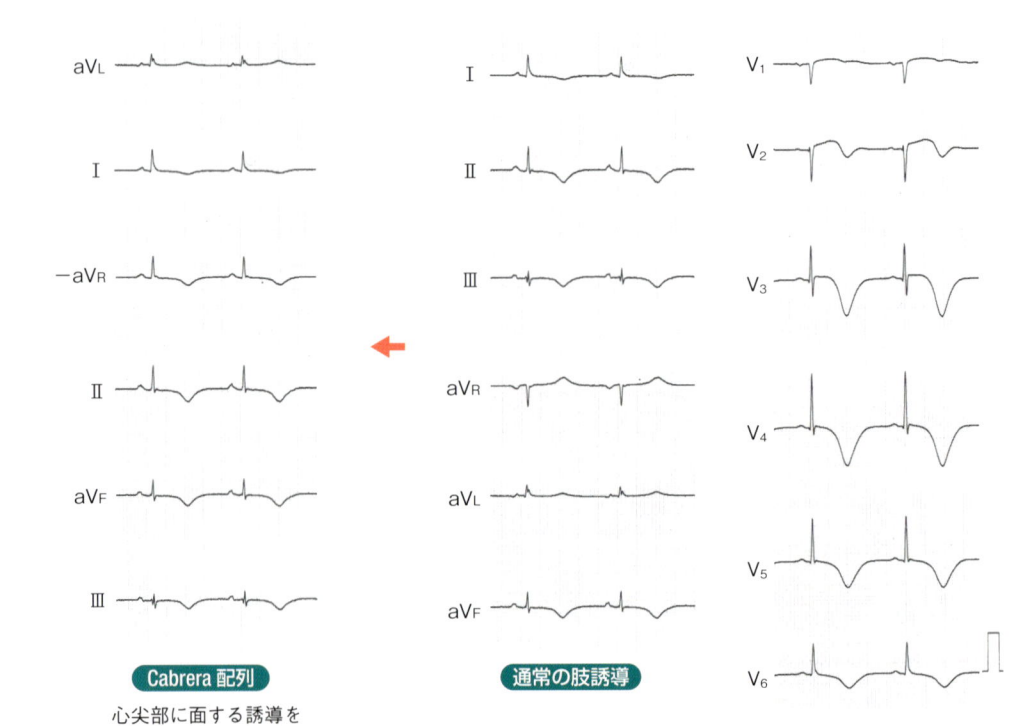

図15 | たこつぼ型心筋症の心電図−通常の肢誘導 vs Cabrera配列−

3. 陰性T波

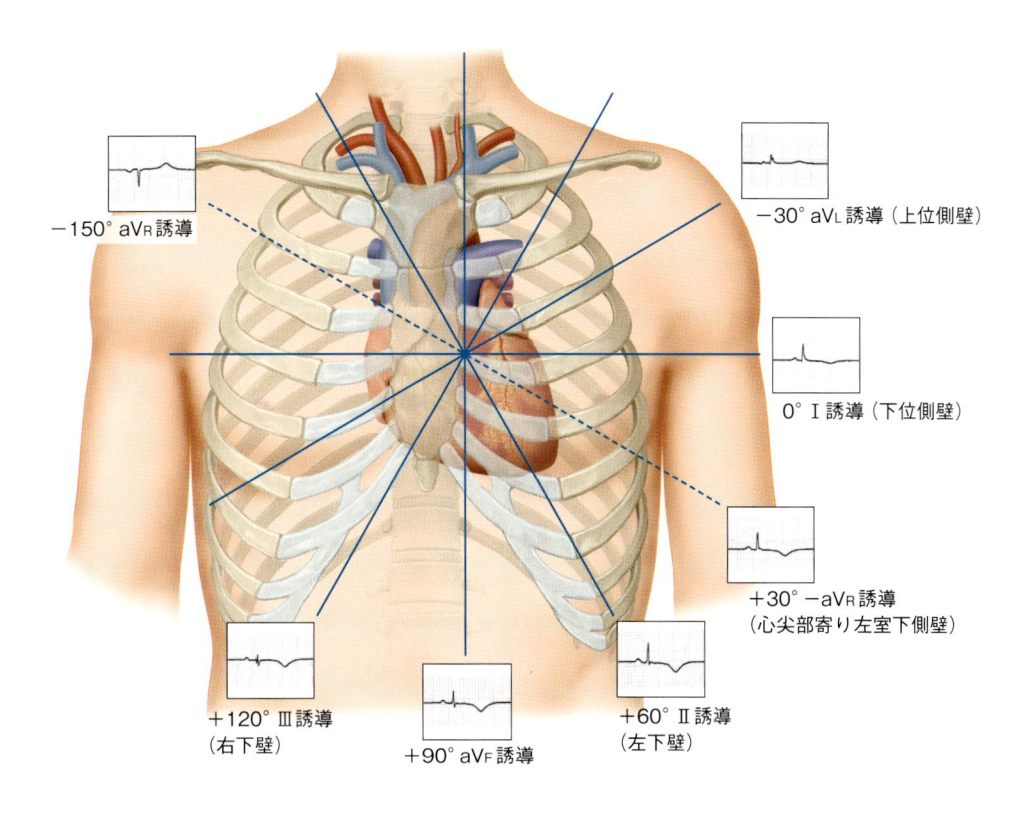

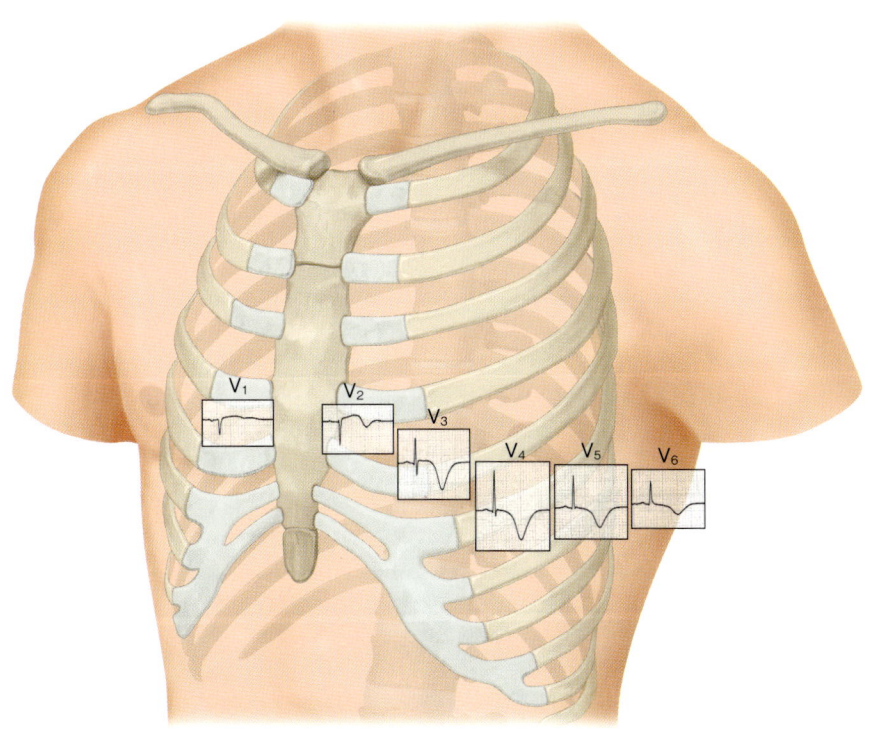

−150° aVR誘導

−30° aVL誘導（上位側壁）

0° Ⅰ誘導（下位側壁）

+30° −aVR誘導
（心尖部寄り左室下側壁）

+120° Ⅲ誘導
（右下壁）

+90° aVF誘導

+60° Ⅱ誘導
（左下壁）

V1 V2 V3 V4 V5 V6

図16 | **たこつぼ型心筋症の陰性T波の分布**

上：肢誘導で陰性T波は心尖部を中心に広範に分布する．下：前胸部誘導で陰性T波は心尖部を中心に広範に分布する．

75

急性肺塞栓の臨床診断

　従来，本邦では欧米に比べて肺塞栓は少ないとされていた．しかし近年，生活習慣の欧米化や高齢化が進み，また本症に対する認識および各種診断法の向上に伴い，わが国においても発症数は増加している．本症は診療科の別なく発症しうる疾患であり，日常診療において肺塞栓は決して珍しい疾患ではないことを認識する必要がある．しかし，実際にその診断は必ずしも容易ではなく見逃されている例は少なくない．急性肺塞栓は急性冠症候群，急性大動脈解離などとともに急性期にショック状態や心停止を生じることがある循環救急疾患だが，急性期を乗り切ればその予後は比較的良好とされる．急性肺塞栓による死亡は50％が発症1日以内，80％が7日以内，90％が2週間以内に起こり，肺塞栓による死亡のうち90％が再発によるとされている[22]．初回発作で難を逃れても2度目の発作（second attack）が致命的となる．再発を防ぐためにも早期診断・早期治療が重要である．

[病態]

　急性肺塞栓の塞栓源の約90％以上は下肢あるいは骨盤内の静脈に存在する．下肢・骨盤内の深部血栓が，肺動脈へ浮遊し，肺動脈を閉塞する（図17a）．この血栓塞栓による肺動脈の機械的閉塞にさらに神経液性因子や圧受容体反射による肺血管収縮も加わり，肺動脈圧・右室圧が急激に上昇し，右室は心尖部が挙上するような形で左方へと拡張する（図17b）．

[病歴]

　急性肺塞栓の症状に特異的なものはなく診断が難しい．しかしその一方で，急性肺塞栓と診断された例のほとんどは症状から急性肺塞栓を疑われており，診断の手がかりとして症状は重要である．一般的に最も高率に認めるのが呼吸困難であり，次いで多いのが胸痛・背部痛である．発症状況としては，起立や歩行，排便，排尿に伴って発症することが多いとされている．急性肺塞栓を疑った場合には，特に塞栓源として頻度の高い下肢の深部静脈血栓症について評価する必要がある．病歴聴取は発症機序を推測するため基礎疾患，誘因，生活歴などの危険因子について具体的かつ詳細に行うことが重要である．問診で急性肺塞栓の診断に特異的で決め手となるものはないが，症状，発症状況，深部静脈血栓症の危険因子等をあわせて総合的に評価することで診断精度は向上する．

[血液・生化学検査]

・右心不全から肝うっ血をきたすとGOT，GPT，総ビリルビン値の上昇など肝機能異常を示すが，このような所見は重症例に限られ診断的価値は低い．

・Dダイマー測定が広く用いられているが，Dダイマー上昇は他にもさまざまな病態で認めるため，その評価には注意が必要である．Dダイマー測定はむしろ急性肺塞栓の診断の除外に有用である．病歴，身体所見，他の検査所見等から評価し急性肺塞栓の確率が低いと考えられ，Dダイマーが陰性の場合には急性肺塞栓を強く否定できる．

・急性肺塞栓重症例では右室虚血により心筋トロポニンが上昇することが知られており，心筋トロポニン上昇は予後不良の予測因子とされている．前述のように急性肺塞栓では胸痛を認めることが少なくなく，この場合，さらに心筋トロポニンの上昇を認めると急性冠症候群と誤って診断する危険性があり注意を要する．

・急性肺塞栓で急性期の右心不全の有無・程度は予後規定因子である．BNPはこの右心不全の評価に有用であり，心筋トロポニン上昇と同様にBNP高値は予後不良を示唆する．

・急性肺塞栓において，心筋トロポニンとBNPの上昇は重症度の評価および予後予測に有用である．しかし，両者ともに他にもさまざまな病態で上昇する指標であり，急性肺塞栓の診断的価値は低い．

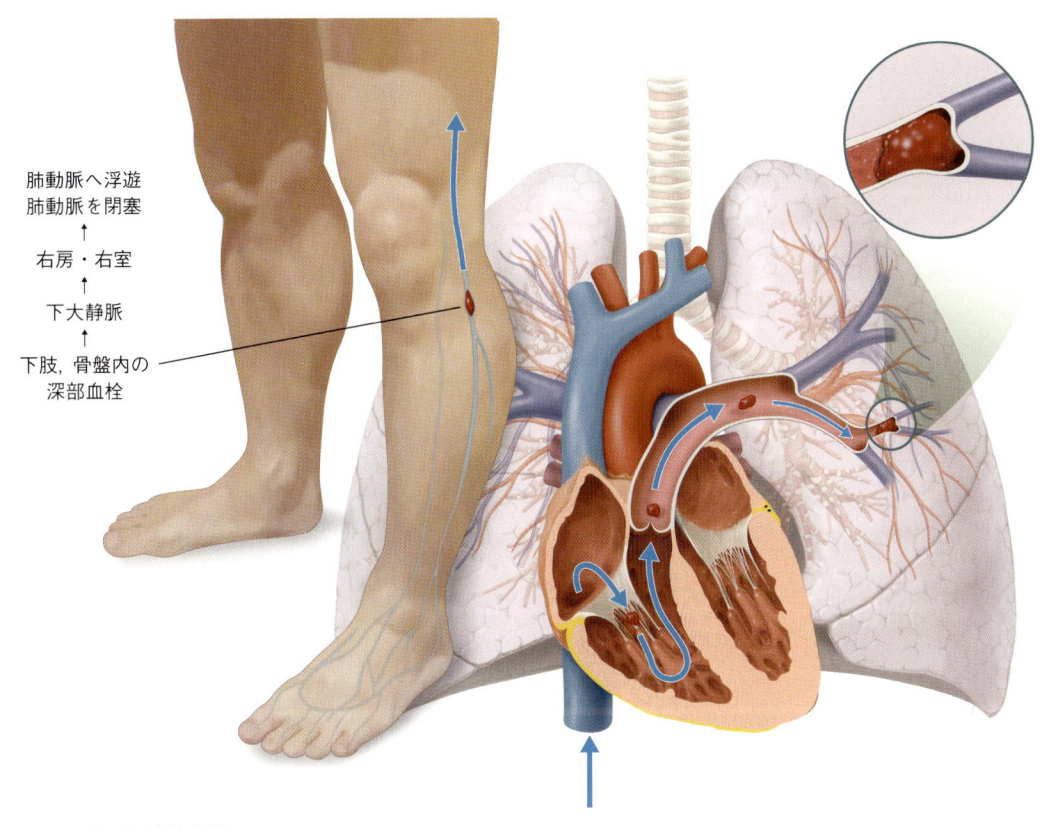

図17a | 急性肺塞栓

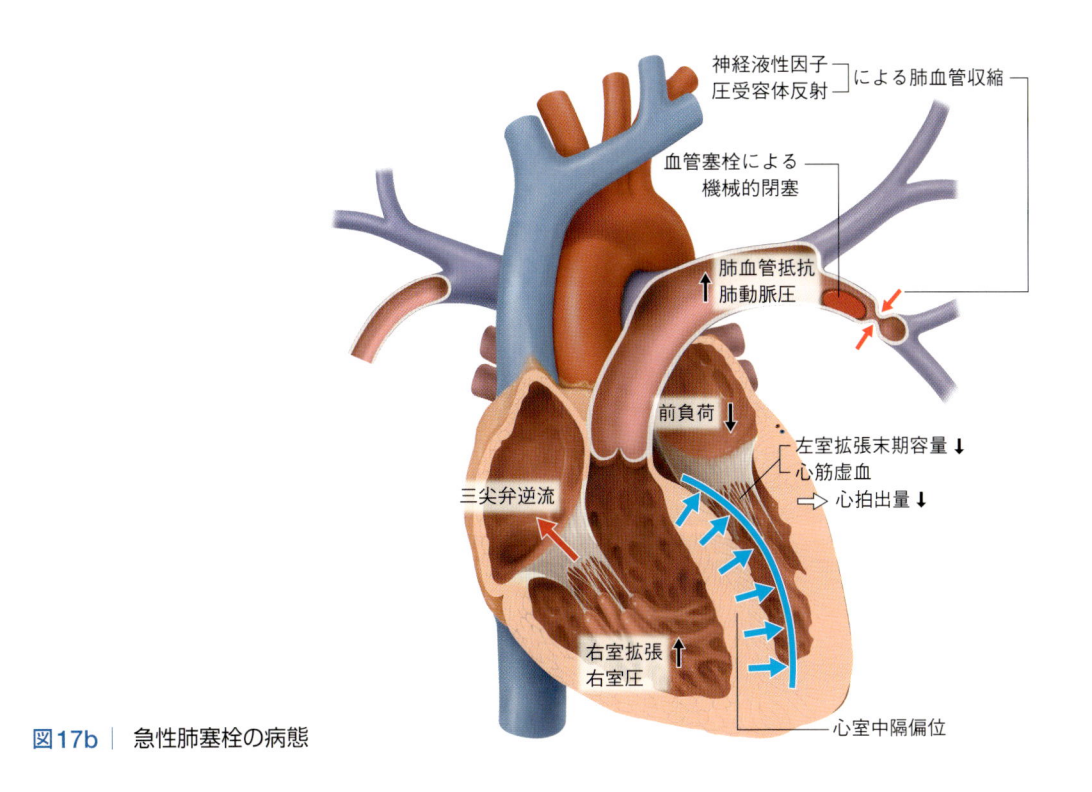

図17b | 急性肺塞栓の病態

[心電図]
1) 心電図診断の注意点

急性肺塞栓症で右心負荷により心電図異常を示す例は重症例（massive type）に限られ，その頻度は少ない．心電図に異常がないからといって急性肺塞栓症は否定できず，心電図の診断的価値は低い．しかし心電図異常を呈する例は重症であり，それを見逃すと致命的になる危険がある．

2) 心電図変化

急性肺塞栓症の心電図所見は多彩で（表1，図18)，報告により各心電図所見の出現頻度が異なる．この理由としては，① 急性の右心負荷，迷走神経刺激，体血圧低下および左右両心室の虚血の程度に差があること，② 本症に初回発症型と慢性肺塞栓症の急性増悪型が混在すること，③ 急性肺塞栓症の心電図異常は多くが一過性であり，心電図記録時期が異なることなどがあげられる．最も高率かつ長期間にわたり認める心電図異常は前胸部誘導の陰性T波とされており，高リスクの指標である[23〜27]．

表1 | 急性肺塞栓の心電図所見

肺性P波	肢誘導のP波高≧2.5mm またはV$_1$誘導のP波高≧1.5mm
S$_1$S$_2$S$_3$パターン	Ⅰ，Ⅱ，Ⅲ誘導のS波の深さ≧1.5mm
S$_1$Q$_3$T$_3$パターン	Ⅰ誘導のS波の深さ，Ⅲ誘導のQ波の深さ≧1.5mmかつⅢ誘導の陰性T波
低電位	肢誘導のQRS波高≦5mm
時計方向回転	移行帯（R＝S）がV$_5$誘導よりも左側寄り
右軸偏位	QRS電気軸＞90°
左軸偏位	QRS電気軸≦−30°
不完全・完全右脚ブロック	
ST変化（ST上昇，ST低下，陰性T波）	

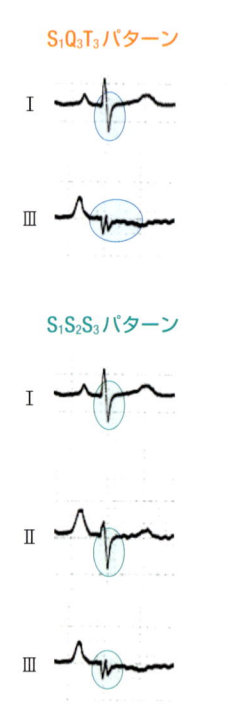

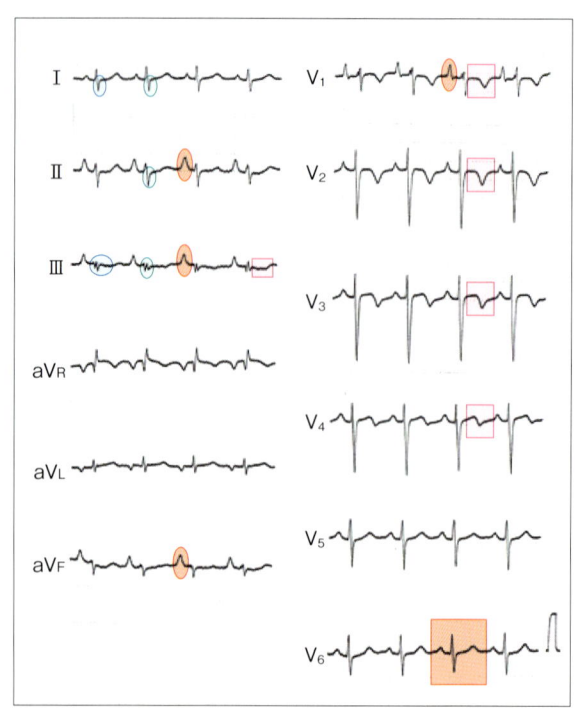

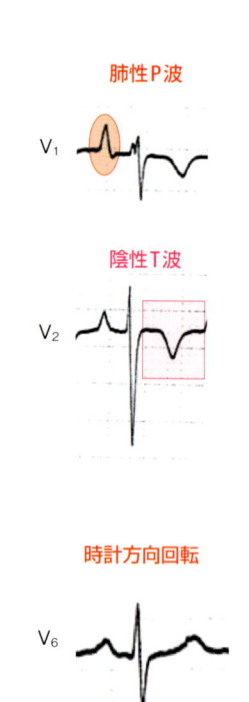

図18 | 重症急性肺塞栓の心電図

我々は前述の報告[21]で，前胸部誘導で陰性T波を認める左前下行枝病変の急性冠症候群，急性肺塞栓，たこつぼ型心筋症の三者で，急性肺塞栓に特徴的とされる心電図所見（肺性P波，右軸偏位，左軸偏位，$S_1S_2S_3$パターン，$S_1Q_3T_3$パターン，低電位，時計方向回転）の頻度を検討した（図19）．これらの心電図所見（左軸偏位を除く）は，急性肺塞栓で高率に認めたが，その頻度自体は低く，このため急性肺塞栓の判別では，特異度は高いが，感度は非常に低い（表2）．これに対し，陰性T波による急性肺塞栓判別の感度は良好であり，特にⅢ誘導とV_1誘導でともに陰性T波を認めた場合は急性肺塞栓と診断すると感度90％，特異度97％で，急性冠症候群，たこつぼ型心筋症と判別することが可能であった．

急性肺塞栓の心電図診断において，肺性P波，右軸偏位，左軸偏位，$S_1S_2S_3$パターン，$S_1Q_3T_3$パターン，低電位，時計方向回転は，特異的な心電図指標ではあるが診断的価値は高くはないことに注意が必要である．

図19 │ 急性肺塞栓に特徴的とされる心電図所見の頻度
（文献21より引用改変）

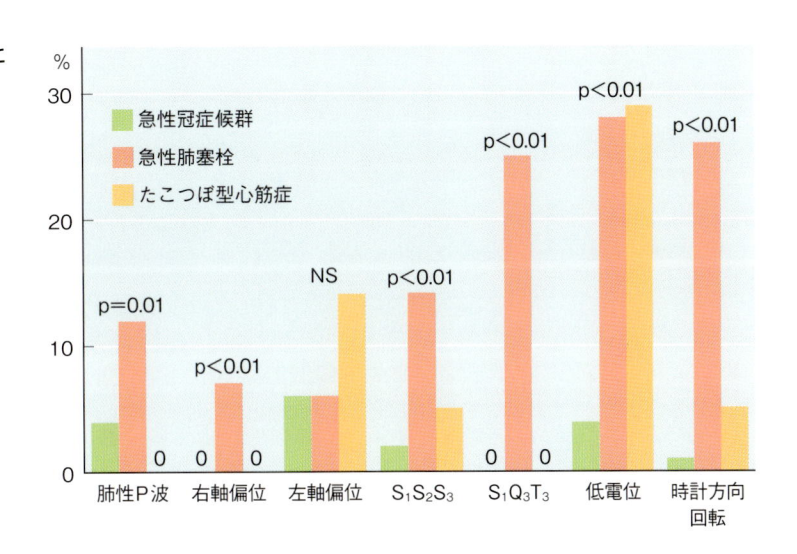

表2 │ 急性肺塞栓の診断能

指標	感度(%)	特異度(%)	正の的中率(%)	負の的中率(%)
肺性P波	12**	96	56**	75**
右軸偏位	7**	100*	100	74**
左軸偏位	6**	93	25**	73**
$S_1S_2S_3$パターン	14**	98	73*	75**
$S_1Q_3T_3$パターン	25**	100*	100	78**
低電位	28**	94	62**	78**
時計方向回転	26**	99	91	78**

指標	感度(%)	特異度(%)	正の的中率(%)	負の的中率(%)
Ⅲ誘導の陰性T波あり	90	92**	80	96
Ⅰ誘導の陰性T波なし	100**	41**	39**	100
aV_L誘導の陰性T波なし	100**	63**	50**	100*
V_1誘導の陰性T波あり	100**	43**	39**	100
V_6誘導の陰性T波なし	98	43**	39**	98
Ⅲ誘導とV_1誘導で陰性T波あり	90	97	92	96

＊：$p<0.05$，＊＊：$p<0.01$ vs Ⅲ誘導とV_1誘導で陰性T波あり．

（文献21より引用改変）

前胸部誘導で陰性T波を認める左前下行枝病変の急性冠症候群と急性肺塞栓のさらなる判別

　急性肺塞栓の陰性T波の特徴は，右室下面に面するⅢ誘導と右室前面に面するV_1誘導の両誘導で陰性T波を認めることである．しかし中には，陰性T波をⅢ誘導では認めず前胸部誘導のみで認める例があり，この場合左前下行枝病変の急性冠症候群との鑑別はより難しくなる．

　我々は，症状出現後7日以内に入院し，前胸部誘導（V_{1-4}誘導の2誘導以上）で陰性T波を認めると急性肺塞栓症107例と左前下行枝を責任病変とする急性冠症候群248例で，両者のさらなる心電図学的鑑別法を検討した[26]．急性肺塞栓症の特徴は，前述のⅢ誘導とV_1誘導の両誘導で陰性T波を認めることに加え，前胸部誘導の陰性T波のピーク（最も陰性T波の深い誘導）をV_{1-2}誘導で認めることであった（図20）．この2つの所見のうち，いずれかあるいは両所見を認める場合は急性肺塞栓症と診断した場合の感度は98％，特異度は92％で，各所見を単独で用いるよりも組み合わせることで感度が有意に（p＜0.01）向上した（表3）．

急性肺塞栓における陰性T波を認める誘導数の臨床的意義

　我々は，急性肺塞栓40例で入院時心電図の陰性T波を認める誘導数と右心不全の程度および院内予後との関係を検討した[27]．対象を，陰性T波を認める誘導数により，3以下の15例，4～6の12例，7以上の13例の3群に分類した．陰性T波の数が多いほど，急性期の平均肺動脈圧は高く，院内予後は不良であった（図21）．急性肺塞栓では，右心負荷が高度になるほど広範に陰性T波を認める．陰性T波の数は，重症度を反映し予後を予測する簡便な心電図指標である．

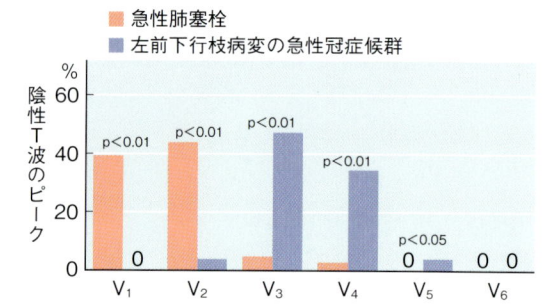

図20a 急性肺塞栓と急性冠症候群の前胸部誘導の陰性T波のピーク

前胸部誘導で最も陰性T波の深い誘導（陰性T波のピーク）は，急性肺塞栓ではV_{1-2}誘導，左前下行枝病変の急性冠症候群ではV_{3-4}誘導が高率である．（文献26より改変引用）

表3 急性肺塞栓の判別能

	感度	特異度
Ⅲ誘導とV_1誘導の両誘導に陰性T波あり	87％	96％
前胸部誘導で最も陰性T波が深いのがV_{1-2}誘導	87％	96％
上記のいずれかあるいは両所見あり	98％	92％

（文献26より引用改変）

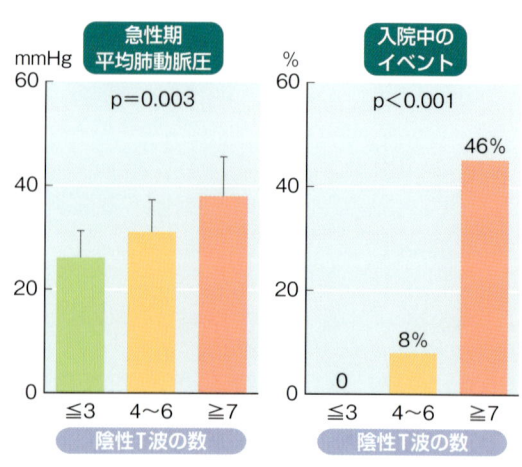

図21 急性肺塞栓の陰性T波の数と急性期肺動脈圧および院内予後との関係

入院中のイベント：死亡，カテコラミン使用，心肺蘇生，大動脈バルーンパンピング・経皮的心肺補助装置使用
（文献27より引用改変）

3. 陰性T波

前胸部誘導（V₁₋₄誘導の2誘導以上）で陰性T波を認める
左前下行枝病変の急性冠症候群と急性肺塞栓の判別法

所見1：Ⅲ誘導とV₁誘導の両誘導に陰性T波あり
所見2：前胸部誘導で最も陰性T波が深いのがV₁₋₂誘導

↓

所見1, 所見2のいずれかあるいは両所見を認める場合は"急性肺塞栓"を疑う

急性肺塞栓の心電図

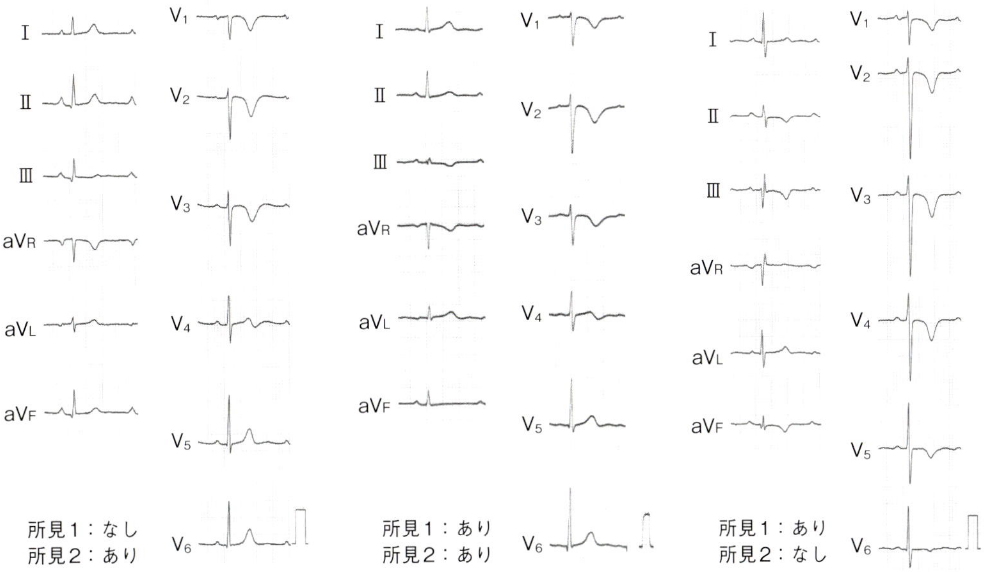

所見1：なし　所見2：あり

所見1：あり　所見2：あり

所見1：あり　所見2：なし

急性冠症候群の心電図

所見1：なし　所見2：なし

所見1：なし　所見2：なし

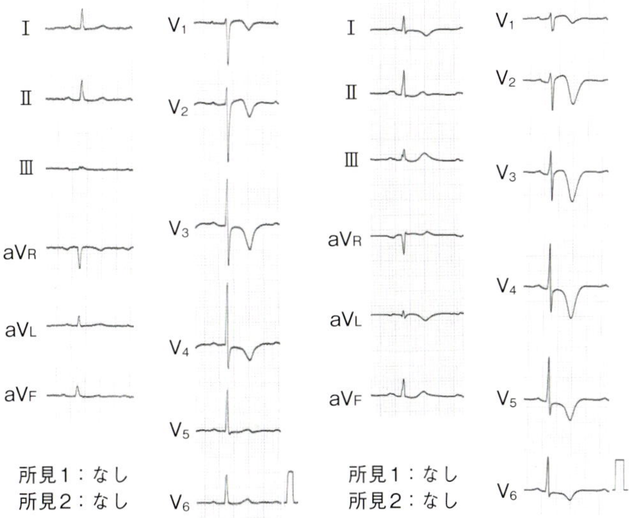

図20b　急性肺塞栓と急性冠症候群の心電図（文献26より引用改変）

4 陰性U波

U波はT波に続く小さな波（正常では1.0mm未満）で，主に前胸部誘導でみられ，肢誘導で認めることは稀である．U波は，健常人でもV$_{2-4}$誘導で生理的陽性U波としてみられるが，陰性U波は異常であり，左室負荷（左室肥大，高血圧）や心筋虚血時にみられる．

胸痛発作時や運動負荷試験時に一過性に認める陰性U波は，高度虚血を反映し，主にV$_{3-5}$誘導を中心に前胸部誘導でみられる．陰性U波は虚血部位に面した誘導に出現し，前胸部誘導の陰性U波は左前下行枝近位部病変による左室前壁の高度虚血を示唆する（図22）．陰性U波はST上昇発作，ST低下発作のいずれでもみられるが，心筋虚血に対する診断特異度は高いが，感度の低い指標である．

また左室後壁の虚血発作時に左室後壁で陰性U波が出現することがある．しかし，12誘導心電図でこれを直接捉えることはできず，対側性変化として前胸部誘導（V$_{2-4}$誘導を中心に）に陽性U波として反映される[28]．この場合，V$_{2-4}$誘導でもともと生理的陽性U波を認める例では，陽性U波がより顕著となる．

診断のポイント：陰性U波は小さい波であり，見落としやすい．胸痛発作時の心電図を診断する際には"陰性U波を見落としていないか"と注意して診ることが大切である．

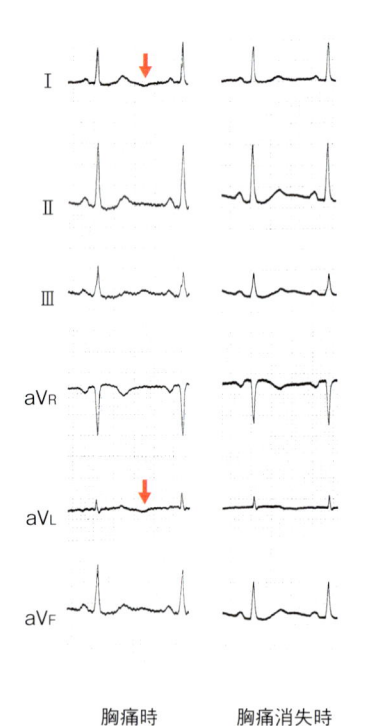

図22 | 胸痛発作時の陰性U波

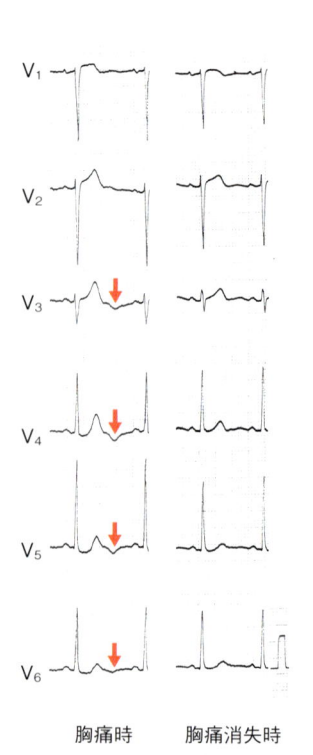

胸痛発作時にⅠ，aV$_L$，V$_{3-6}$誘導で陰性U波（図中矢印）を，Ⅰ，Ⅱ，aV$_F$，V$_{4-6}$誘導でST低下を認める．冠動脈造影では左前下行枝近位部に99％狭窄を認めた．

5 急性冠症候群との鑑別疾患
－急性大動脈解離－

　急性大動脈解離の典型的な症状として，耐え難い激烈な痛み，背部痛，移動する痛みがあげられている．しかし，胸の焼けるような感じや押されるような感じを訴える例もあり[29]，急性冠症候群と誤って診断される場合もある．痛みの部位は解離の場所を反映するとされ，上行大動脈の解離は前胸部の痛みを，下行大動脈の解離は背部の痛みを伴うことが多い．このため上行大動脈の解離を認める Stanford A 型では胸痛の頻度が多く[30]，後述の我々の報告[31]でも胸痛の頻度は 64％と背部痛の 51％よりも高率であった．A 型急性大動脈解離では急性期に致死的となるリスクが高く（図23），緊急手術が必要であり早期に的確な診断が求められる．A 型急性大動脈解離の大規模登録研究では正常心電図の頻度は 3 割に過ぎず，ST-T 異常を高率に認めることが報告されている[30]．

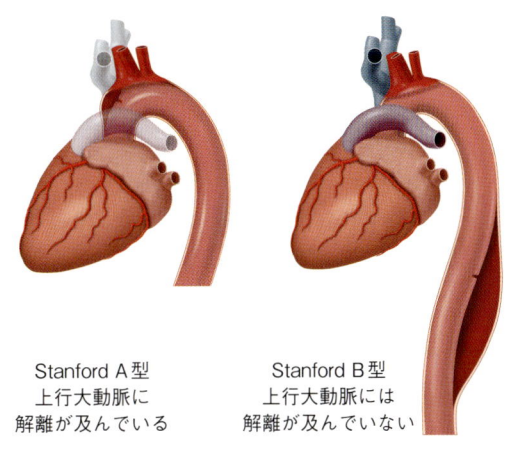

図23a｜急性大動脈解離の分類

Stanford A 型
上行大動脈に解離が及んでいる

Stanford B 型
上行大動脈には解離が及んでいない

大動脈の内部の壁の一部に亀裂ができることにより，そこから血液が入り込み解離腔を形成する．解離が上行大動脈に及んでいるか否かで 2 つに大別され，前者は緊急手術の適応である．

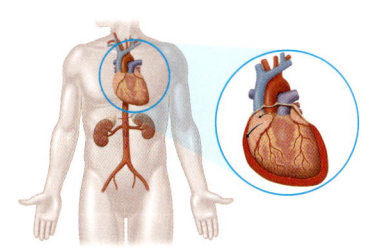

心膜腔内に破裂し，心タンポナーデを生じる

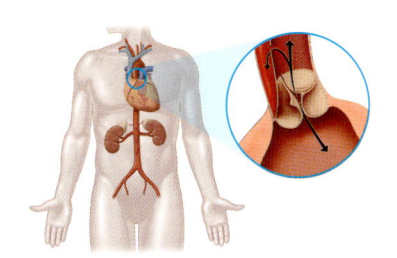

解離腔が大動脈基部まで及び，高度の大動脈弁逆流から急激に心不全に陥る

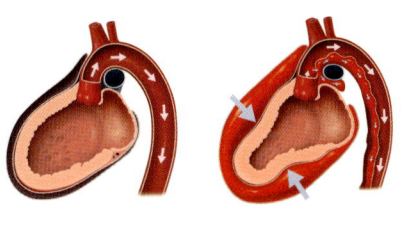

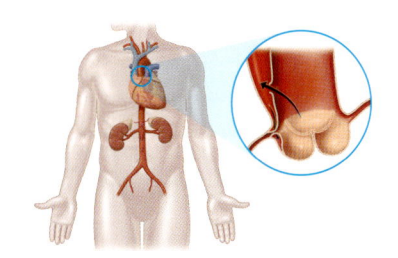

解離腔が冠動脈入口部を圧迫し，急性心筋虚血を生じる

図23b｜A 型急性大動脈解離の重篤な合併症

A型急性大動脈解離の急性期ST-T異常の臨床的意義

我々は発症6時間以内に入院し緊急手術を施行したA型急性大動脈解離233例の入院時心電図所見と臨床像および院内死亡との関係を検討した[31]。既往歴では高血圧が64%と高率で、主訴は胸痛が64%、背部痛が51%、胸背部痛が29%であり、突然発症型が95%と大多数を占めた。入院時心電図所見は、正常心電図が30%、左室肥大・脚ブロックが19%、ST-T異常が51%であり、約半数の例でST-T異常を認めた（図24, 25）。ST-T異常51%の内訳は、ST上昇が4%、ST低下・陰性T波が47%であり、ST上昇の頻度は少なく、非ST上昇型急性冠症候群に類似するST低下・陰性T波が主な所見であった。ST低下・陰性T波は、入院時の収縮期血圧180mmHg以上の異常高血圧、心膜液貯留、中等度〜高度の大動脈弁逆流、心タンポナーデ、ショック、冠動脈解離等の重篤な病態と強く関連していた（図25）。入院時に得られる臨床指標の中で、ST-T異常は院内死亡の唯一の予測因子であった（オッズ比3.87、95%信頼区間1.02〜14.7、$p < 0.05$）。

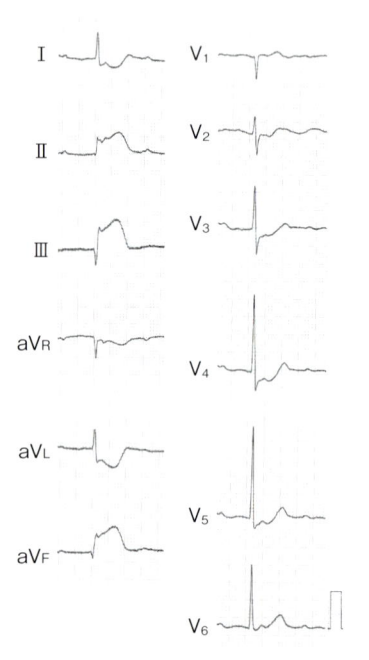

図24a A型急性大動脈解離（ST上昇例）

大動脈解離が右冠動脈におよび急性下壁梗塞を合併した例。心電図では、完全房室ブロック、II、III、aVF 誘導のST上昇、I、aVL、V2-5 誘導のST低下を認める。（文献31より引用）

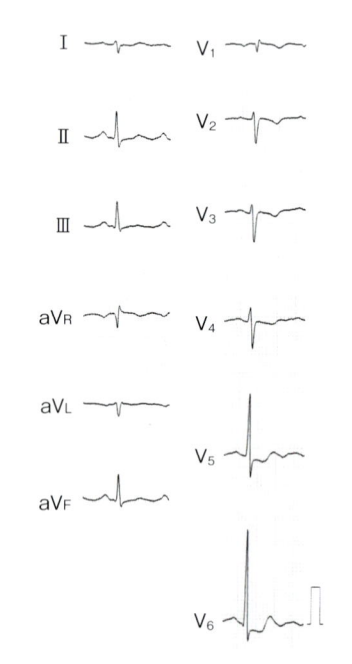

図24b A型急性大動脈解離（ST低下・陰性T波例）

高度大動脈弁逆流を合併した例。心電図では、II、III、aVF、V4-6 誘導のST低下、V1-4 誘導の陰性T波を認める。（文献31より引用）

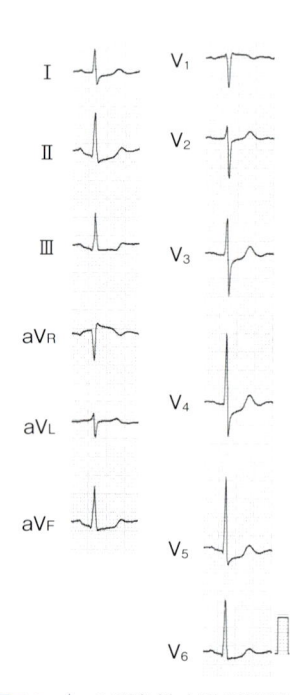

図24c A型急性大動脈解離（ST低下例）

心タンポナーデ、中等度大動脈弁逆流を合併し、術中所見では左主幹部に解離が及んでいた例。心電図では、aVR 誘導のST上昇およびI、II、III、aVL、aVF、V2-6 誘導の広範なST低下を認める。（文献31より引用）

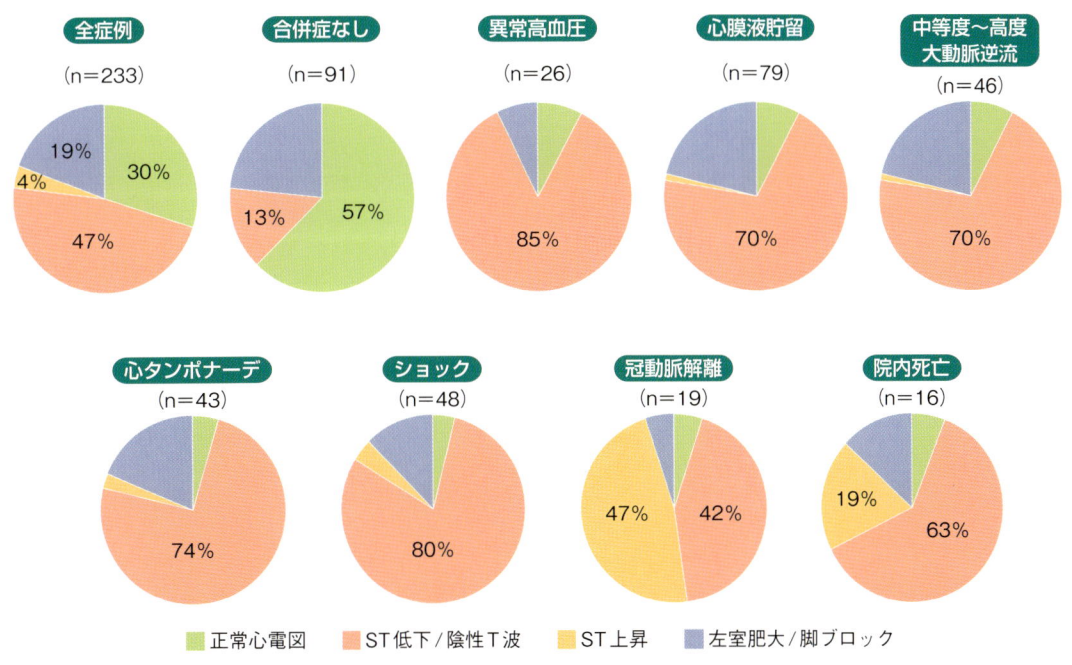

図25 | A型急性大動脈解離の病態別に見た心電図所見（文献31より引用）

凡例：正常心電図／ST低下・陰性T波／ST上昇／左室肥大・脚ブロック

❶ ST-T変化の機序

ST上昇：ST上昇を認めた9例（4％）は全例，術中所見で冠動脈（右冠動脈6例，左主幹部3例）に解離が及んでいた．一般的に，大動脈の解離は基部では右側に沿って生じることが多く，右冠動脈の方が左冠動脈よりも解離が及びやすく，急性心筋梗塞を合併する頻度は4〜8％と報告されている．

ST低下・陰性T波：非ST上昇型急性冠症候群に類似するST低下・陰性T波を約半数の例で認め，重篤な病態と強く関連していた（図25）．この機序は明らかでないが，下記のような機序が推測される．

＊心筋虚血（心内膜下虚血）に因るST-T変化
・大動脈解離発症時の異常高血圧により心筋虚血を生じる．
・ショックや心タンポナーデでは体に必要な酸素を十分に供給することができなくなり心筋虚血を生じる．
・既存の冠動脈病変により心筋虚血を生じる．

（注：A型急性大動脈解離で冠動脈病変を有する頻度は少ないとされている）．

＊心筋虚血に因らないST-T変化
・急性の心膜血腫を生じると赤血球が溶血して心外膜のカリウム濃度が上昇して高い陽性T波を認め，その後ST-T変化をきたす．
・発症時の激しい痛みが原因となり交感神経興奮によるカテコラミン誘発性のST-T変化を生じる．
・既存の心電図異常によるST-T変化．

A型急性大動脈解離では，実際，1例の症例で上記病態が混在する場合は少なくなく，心電図変化の原因は複雑であると推測される．

❷ 診断における注意点

ST-T異常を呈する例は重篤な病態を呈し高リスク例だが，心電図から急性冠症候群と診断される可能性がある．誤って抗血小板薬の投与，抗凝固療法を行うと手術の際の出血が問題となるだけでなく，出血により致死的病態に陥る危険がある．緊急手術を施行したA型急性大動脈解離133

例中32％の例に術前に抗血小板薬が投与されており，特にアスピリンとクロピドグレルの２剤併用が出血性リスクを増加させ，30日死亡に有意に寄与していたという報告もある[32]．この術前に抗血小板薬が投与されていた理由に，急性冠症候群と誤って診断されていたことがあげられている．我々の検討[31]でもA型急性大動脈解離233例中47％の例にST低下・陰性T波を認めていた．急性大動脈解離では高率にST-T異常を認めることを認識し，診断・治療を行わなければならない．しかし実際に心電図のST-T異常だけで急性冠症候群か急性大動脈解離かを判別することは容易でない．むしろ両者の鑑別のポイントは病歴や身体所見にあると考えている．

我々の検討[31]では，突然発症型が95％と大多数を占めていた．また急性大動脈解離では発症時に痛みが最強であるのが特徴とされている[29]．急性大動脈解離は，急性冠症候群の鑑別疾患の1つではあるが，その頻度は急性冠症候群に比べると，非常に少ない．突然発症で発症時に最大の痛みを呈する胸部や背部の症状を認めた場合に，急性大動脈解離を鑑別疾患として強く念頭に置く必要があると考える．また身体所見では四肢の血圧測定だけでなく聴診も重要である．

我々の検討[31]で中等度以上の大動脈弁逆流は全症例では20％の頻度であったが，ST上昇例に限ると44％に認めた．ST上昇型急性心筋梗塞を合併したA型急性大動脈解離の診断は難しいが，大動脈弁逆流の存在は急性大動脈解離を疑う重要な所見と考えられる．臨床診断で"思い込みは禁物"であり，1つの所見にとらわれず"総合的に"行うことが肝要である．

●文献

1) Kosuge, M et al：Clinical implications of electrocardiograms for patients with non-ST-segment elevation acute coronary syndromes in the interventional era. Circ J 2009；73：798-805
2) Damman, P et al：Usefulness of the admission electrocardiogram to predict long-term outcomes after non-ST-elevation acute coronary syndrome (from the FRISC II, ICTUS, and RITA-3 [FIR] Trials). Am J Cardiol 2012；109：6-12
3) Savonitto, S et al：Extent of ST-segment depression and cardiac events in non-ST-segment elevation acute coronary syndromes. Eur Heart J 2005；26：2106-2113
4) Kaul, P et al：Troponin T and quantitative ST-segment depression offer complementary prognostic information in the risk stratification of acute coronary syndrome patients. J Am Coll Cardiol 2003；41：371-380
5) Kosuge, M et al：Clinical implications of persistent ST segment depression after admission in patients with non-ST segment elevation acute coronary syndrome. Heart 2005；91：95-96
6) Barrabes, JA et al：Prognostic value of lead aVR in patients with a first non-ST-segment elevation acute myocardial infarction. Circulation 2003；108：814-819
7) Kosuge, M et al：Predictors of left main or three-vessel disease in patients who have acute coronary syndromes with non-ST-segment elevation. Am J Cardiol 2005；95：1366-1369
8) Kosuge, M et al：Combined prognostic utility of ST segment in lead aVR and troponin T on admission in non-ST-segment elevation acute coronary syndromes. Am J Cardiol 2006；97：334-339
9) Kosuge, M et al：ST-segment elevation resolution in lead aVR：a strong predictor of adverse outcomes in patients with non-ST-segment elevation acute coronary syndrome. Circ J 2008；72：1047-1053
10) Kosuge, M et al：An early and simple predictor of severe left main and/or three-vessel disease in patients with non-ST-segment elevation acute coronary syndrome. Am J Cardiol 2011；107：495-500
11) Taglieri, N et al：Short- and long-term prognostic significance of ST-segment elevation in lead aVR in patients with non-ST-segment elevation acute coronary syndrome. Am J Cardiol 2011；108：21-28
12) Gorgels, AP et al：Lead aVR, a mostly ignored but very valuable lead in clinical electrocardiography. J Am Coll Cardiol 2001；38：1355-1356
13) D'Ascenzo, F et al：Prevalence and non-invasive predictors of left main or three-vessel coronary disease：evidence from a collaborative international meta-analysis including 22,740 patients. Heart 2012；98：914-919
14) Kosuge, M et al：ST-segment depression in lead aVR predicts predischarge left ventricular dysfunction in patients with reperfused anterior acute myocardial infarction with anterolateral ST-segment elevation. Am Heart J 2001；142：51-57
15) Goodman, SG et al：The greatest benefit of enoxaparin over unfractionated heparin in acute coronary syndromes is achieved in patients presenting with ST-segment changes：the Enoxaparin in Non-Q-Wave Coronary Events (ESSENCE) Electrocardiogram Core Laboratory Substudy. Am Heart J 2006；151：791-797
16) Jacobsen, MD et al：Quantitative T-wave analysis predicts 1 year prognosis and benefit from early invasive treatment in the FRISC II study population. Eur Heart

J 2005；26：112-118
17) Wagner, GS et al：AHA/ACCF/HRS recommendations for the standardization and interpretation of the electrocardiogram：part VI：acute ischemia/infarction：a scientific statement from the American Heart Association Electrocardiography and Arrhythmias Committee, Council on Clinical Cardiology；the American College of Cardiology Foundation；and the Heart Rhythm Society. Endorsed by the International Society for Computerized Electrocardiology. J Am Coll Cardiol 2009；53：1003-1011
18) Kosuge, M et al：Simple and accurate electrocaediographic criteria to differentiate takotsubo cardiomyopathy from anterior acute myocardial infarcion. J Am Coll Cardiol 2010；55：2514-2516
19) Renkin, J et al：Reversal of segmental hypokinesis by coronary angioplasty in patients with unstable angina, persistent T wave inversion, and left anterior descending coronary artery stenosis. Additional evidence for myocardial stunning in humans. Circulation 1990；82：913-921
20) Kosuge, M et al：Differences in negative T waves between takotsubo cardiomyopathy and reperfused anterior acute myocardial infarction. Circ J 2012；76：462-468
21) Kosuge, M et al：Differences in negative T waves among acute coronary syndrome, acute pulmonary embolism, and Takotsubo cardiomyopathy. Eur Heart J Acute Cardiovasc Care 2012；1：349-357
22) Carson, JL et al：The clinical course of pulmonary embolism. N Engl J Med 1992；326：1240-1245
23) Stein, PD et al：The electrocardiogram in acute pulmonary embolism. Prog Cardiovasc Dis 1975；17：247-257
24) Jaff, MR et al：Management of massive and submassive pulmonary embolism, iliofemoral deep vein thrombosis, and chronic thromboembolic pulmonary hypertension：a scientific statement from the American Heart Association. Circulation 2011；123：1788-1830
25) Kosuge, M et al：Electrocardiographic differentiation between acute pulmonary embolism and acute coronary syndromes on the basis of negative T waves. Am J Cardiol 2007；99：817-821
26) Kosuge, M et al：Differences in negative T waves between acute pulmonary embolism and acute coronary syndrome. Circ J 2014；78：483-489
27) Kosuge, M et al：Prognostic significance of inverted T waves in patients with acute pulmonary embolism. Circ J 2006；70：750-755
28) 長谷川浩一ほか：右側胸部誘導のT波減高を伴う一過性陽性U波増高：左回旋枝高度狭窄ないしは後下壁虚血の新指標．心臓 1988；20：269-275
29) Bonow, RO et al：Disease of the aorta. Braunwald's Heart Disease：A Textbook of Cardiovascular Medicine, Single Volume, 9th ed., Elsevier Saunders, Philadelphia, 2012, 1319-1331
30) Hagan, PG et al：The International Registry of Acute Aortic Dissection（IRAD）：new insights into an old disease. JAMA 2000；283：897-903
31) Kosuge, M et al：Frequency and implication of ST-T abnormalities on hospital admission electrocardiograms in patients with type A acute aortic dissection. Am J Cardiol 2013；112：424-429
32) Hansson, EC et al：Prevalence, indications and appropriateness of antiplatelet therapy in patients operated for acute aortic dissection：associations with bleeding complications and mortality. Heart 2013；99：116-121

著者の心電図に関する他の論文

1) 小菅雅美ほか：急性心筋梗塞再疎通成功例における陰性T波の経時的変化と左心機能との関係．呼吸と循環 1994；42：465-469
2) 小菅雅美ほか：急性心筋梗塞再疎通成功例における急性期陰性T波の臨床的意義．J Cardiol 1995；25：69-74
3) 小菅雅美ほか：急性心筋梗塞時冠動脈再疎通後の陰性T波の経時的変化とその臨床的意義．心臓 1995；27：603-608
4) 小菅雅美ほか：急性心筋梗塞再疎通後の退院時左心機能推定における急性期陰性T波の有用性．心臓 1996；28：399-403
5) 小菅雅美ほか：急性心筋梗塞再疎通直後のST再上昇の臨床的意義．J Cardiol 1996；28：1-7
6) 小菅雅美ほか：急性下壁梗塞におけるST偏位の臨床的意義．心電図 1996；1：34-41
7) Kosuge, M et al：Relation of absence of ST reelevation immediately after reperfusion and success of reperfusion with myocardial salvage. Am J Cardiol 1997；80：1080-1083
8) 小菅雅美ほか：急性心筋梗塞における再疎通前のST変動のパターンと退院時左心機能との関係．冠疾患誌 1997；3：13-17
9) Kosuge, M et al：Electrocardiographic criteria for predicting total occlusion of the proximal left anterior descending coronary artery in anterior wall acute myocardial infarction. Clin Cardiol 2001；24：33-38
10) Kosuge, M et al：Implications of the absence of ST-segment elevation in lead V4R in patients who have inferior wall acute myocardial infarction with right ventricular involvement. Clin Cardiol 2001；24：225-230
11) Kosuge, M et al：Reliability of resolution of ST-segment elevation after coronary reperfusion in predicting myocardial salvage in anterior wall acute myocardial infarction. Am J Cardiol 2002；90：227-232
12) 小菅雅美ほか：急性心筋梗塞の心電図診断－梗塞関連部位の診断を中心に－．心臓 2002；34：13-24
13) Kosuge, M et al：Relation of lateral ST-segment elevation pattern to myocardial salvage in patients with recanalized anterolateral acute myocardial infarction. Clin Cardiol 2004；27：106-111
14) Kosuge, M et al：Posterior wall involvement attenuates predictive value of ST-segment elevation in lead V4R for right ventricular involvement in inferior acute myocardial infarction. J Cardiol 2009；54：386-393
15) Kosuge, M et al：Low QRS voltage and attenuation of the amplitude of QRS complexes in takotsubo cardiomyopathy. J Electrocardiol 2015；48：126
16) Kosuge, M et al：Prognostic value of ST-segment elevation in lead aVr in patients with type A acute aortic dissection. J Am Coll Cardiol 2015（in press）

索引

欧文

A型急性大動脈解離の急性期
　ST-T異常　84
acute coronary syndrome　2
aV_R誘導のST上昇　18, 63, 64
aV_R誘導のST偏位　22
aV_R誘導の陽性T波　68
−aV_R誘導の陰性T波　68
Cabrera配列　14
cavity lead　63
complete atrioventricular block
　50
concave type　26
convex type　26
ECG timing　25
female pattern　8
GRACEスコア　5
historical timing　25
Hyperacute T　11
low voltage　56
male pattern　8
mega-artery閉塞　46
QRSスコア　27
QRS幅の延長　38
reciprocal change　16, 62
$S_1Q_3T_3$パターン　79
$S_1S_2S_3$パターン　79
ST上昇　3
ST上昇型急性冠症候群　3
ST低下　62
STレベル　8
ST-T形状　26
straight type　26
T波増高　11

TIMIリスクスコア　5
U波　82
V_4R誘導　42
V_{7-9}誘導　51

あ行

陰性T波　66, 79
陰性U波　82
右冠動脈遠位部閉塞　43
右冠動脈近位部閉塞　43
右冠動脈閉塞時のST変化　40
右軸偏位　79
右室虚血合併時のST変化　42
右側胸部誘導　42

か行

下壁誘導のST低下　18
完全房室ブロック　50
急性下壁梗塞　40
急性冠症候群　2
急性後壁梗塞　51
急性心筋梗塞　2
急性前壁梗塞　18
急性前壁梗塞のST上昇　30
急性側壁梗塞　54
急性大動脈解離　83
急性肺塞栓　67, 72
急性肺塞栓の心電図所見　78
交感神経の除神経　66

さ行

最大QTc間隔　30
左軸偏位　79
左前下行枝の近位部閉塞　18

左前下行枝病変の急性冠症候群
　67, 70
肢誘導　13
心筋傷害度　25
心電図の性差　8
心房レート　50
前胸部誘導　13

た行

対角枝閉塞　55
対側性変化　16, 62
たこつぼ型心筋症　29, 67, 74
たこつぼ型心筋症のST上昇　30
たこつぼ型心筋症の診断基準
　29
たこつぼ型心筋症の心電図変化
　29
低電位　79
時計方向回転　79

は行

肺性P波　79
背側部誘導　51, 52
非ST上昇型急性冠症候群　3
左回旋枝閉塞　52
左回旋枝閉塞時のST変化　44
左主幹部病変　63
左主幹部・3枝病変　63
左主幹部閉塞による急性心筋梗塞
　38
不安定狭心症　2

ら行

リスク評価　5

検印省略

心電図で見方が変わる急性冠症候群

定価（本体 3,000円＋税）

2015年4月1日　第1版　第1刷発行
2020年9月4日　同　　第5刷発行

監修者　木村　一雄
著　者　小菅　雅美
発行者　浅井　麻紀
発行所　株式会社 文光堂
　　　　〒113-0033　東京都文京区本郷7-2-7
　　　　TEL（03）3813-5478（営業）
　　　　　　（03）3813-5411（編集）

© 木村一雄・小菅雅美, 2015　　　　　印刷・製本：公和図書

ISBN978-4-8306-1925-0　　　　　　　Printed in Japan

・本書の複製権，翻訳権・翻案権，上映権，譲渡権，公衆送信権（送信可能化権を含む），二次的著作物の利用に関する原著作者の権利は，株式会社文光堂が保有します．
・本書を無断で複製する行為（コピー，スキャン，デジタルデータ化など）は，私的使用のための複製など著作権法上の限られた例外を除き禁じられています．大学，病院，企業などにおいて，業務上使用する目的で上記の行為を行うことは，使用範囲が内部に限られるものであっても私的使用には該当せず，違法です．また私的使用に該当する場合であっても，代行業者等の第三者に依頼して上記の行為を行うことは違法となります．
・JCOPY〈出版者著作権管理機構　委託出版物〉
本書を複製される場合は，そのつど事前に出版者著作権管理機構（電話 03-5244-5088，FAX 03-5244-5089, e-mail：info@jcopy.or.jp）の許諾を得てください．